中药寒热药性智能评价

魏国辉 著

全国百佳图书出版单位
中国中医药出版社
·北 京·

图书在版编目（CIP）数据

中药寒热药性智能评价 / 魏国辉著 . —北京：中国
中医药出版社，2022.3（2022.10 重印）
ISBN 978-7-5132-7373-2

Ⅰ. ①中… Ⅱ. ①魏… Ⅲ. ①中药性味—研究 Ⅳ.
① R285.1

中国版本图书馆 CIP 数据核字（2022）第 013762 号

中国中医药出版社出版

北京经济技术开发区科创十三街 31 号院二区 8 号楼
邮政编码 100176
传真 010-64405721
河北新华第二印刷有限责任公司印刷
各地新华书店经销

开本 880×1230 1/32 印张 6 字数 134 千字
2022 年 3 月第 1 版 2022 年 10 月第 2 次印刷
书号 ISBN 978-7-5132-7373-2

定价 32.00 元
网址 www.cptcm.com

服 务 热 线 010-64405510
购 书 热 线 010-89535836
维 权 打 假 010-64405753

微信服务号 zgzyycbs
微商城网址 https://kdt.im/LIdUGr
官 方 微 博 http://e.weibo.com/cptcm
天猫旗舰店网址 https://zgzyycbs.tmall.com

如有印装质量问题请与本社出版部联系（010-64405510）

内容提要

　　本书主要论述中药药性的物质基础及其智能评价方式方法，以及所取得的经验成果。研究以中药指纹图谱表征中药整体成分特性、量化中药成分的相似性为距离度量，建立中药寒热药性的评价模型；另一方面针对假说"中药化合物的结构决定了中药化合物的药性"开展研究，通过化合物分子描述符表征中药化合物的结构，建立极限学习机分类模型以评价中药化合物寒热药性。一方面证明了人工智能新技术新方法是阐释中药寒热药性科学内涵的关键，另一方面则验证了中药药性的物质基础是中药成分。本书内容具有较高的理论性、实践性，中药药性科学研究的学术前沿性、创新性较强，适合中医药研究领域工作者研究参考使用，也可供中医药相关工作人员阅读学习。

前　言

中药药性理论是中药的核心基础理论，也是中医辨证论治、处方遣药的依据。近年来，对于中药药性的研究以寒热药性与物质基础的研究最为突出。国家重点基础发展研究计划"973"计划项目"中药药性理论相关基础问题研究"提出"性-效-物质三元论"的科学假说，指出产生中药药性的基础是物质成分，但是单一物质成分不能表征中药的整体药性；治疗寒热证候的相应中药组群，在物质基础方面应该具有共同的特征，即相同或相似药性的中药可能有相同或相似的物质基础，包括具体物质、物质间的配比关系及其动态变化规律。国家自然科学基金"基于性-构关系的中药成分寒热药性评价体系研究"提出了"性-构关系"假说，指出中药化合物的寒热药性由中药化合物的结构决定。两个项目分别从不同的角度研究中药寒热药性的物质基础，证明中药物质成分与寒热药性密切相关。本课题的研究是在上述研究基础上的延伸。一方面针对假说"寒热药性相似的中药具有相同或者相似的物质基础"展开研究，以中药化学指纹图谱表征中药整体成分特性，量化中药成分的相似性为距离度量，建立中药寒热药性的评价模型；另一方面针对假说"中药化合物的结构决定了中药化合物的药性"开展研究，通过化合物分子描述符表征中药化合物的结构，建立人工智能分类模型以评价中药化合物寒热药性。主要工作包括以下几点。

1. 基于中药成分特征相似性的寒热药性评价研究　根据假说"寒热药性相似的中药应该具有相同或者相似的物质基础"，本研究以中药紫外图谱表征中药成分特性、量化中药成分相似性为皮尔逊相关和马氏距离度量，并在此基础上分别建立基于皮尔逊相关的中药寒热药性评价模型和基于马氏距离度量的寒热药性评价模型。实验结果表明，提出模型对于寒热药性的评价是可行的，提出方案的分类性能优于已有的经典人工智能模型。本研究进一步验证了假说"寒热药性相似的中药应该具有相同或者相似的物质基础"的可行性。

2. 基于多溶剂紫外图谱融合的中药寒热药性评价研究　针对单溶剂图谱无法表征中药整体成分信息的问题，在量化中药成分相似性度量的基础上，引入多数投票算法和多溶剂图谱融合优化算法，建立多溶剂紫外图谱融合的中药寒热药性评价模型。实验结果表明，提出的模型对于寒热药性的评价是可行的，也进一步对于假说"寒热药性相似的中药应该具有相同或者相似的物质基础"进行了验证。

3. 中药化合物药性评价研究　根据假说"中药化合物的寒、热、平药性由中药化合物的结构决定"，本课题研究建立中药药性与成分化合物的相关关系模型。首先计算 8 个化合物分子描述符以表征中药化合物的结构，然后训练极限学习机分类模型以评价中药寒、热、平药性。实验结果表明，提出的模型对于中药化合物寒、热、平药性的评价是可行的，也进一步对于假说"中药化合物的结构决定了中药化合物的寒热药性"进行了验证。

4. 中药成分的气相色谱表征及寒热药性评价研究　根据假说"寒热药性相似的中药具有相同或者相似的物质基础"，本研究探索基于挥发油成分相似性的中药寒热药性智能辨识。本研究将中药成分相似性定义为中药指纹图谱相似性和语义相关，并在此基础上建立中药成分相似性度量算法，然后以气相色谱表征中药成分挥发油成分特性，建立中药寒热药性评价模型。实验结果表明，中药挥发油成分与中药寒热药性密切相关，也进一步验证了假说"寒热药性相似的中药应该具有相同或者相似的物质基础"的合理性。

本研究所做工作是国家重点研发计划和国家自然科学基金项目的延续，从"寒热药性相似的中药应该具有相同或者相似的物质基础"和"中药化合物的结构决定了中药化合物的寒热药性"这两个科学假说的角度出发，一方面证明了人工智能新技术、新方法是阐释中药寒热药性科学内涵的关键，另一方面则验证了中药药性的物质基础是中药成分。

笔者自 2017 年以来，一直在"973"计划项目首席科学家王振国教授的指导下，依托中医药经典理论教育部重点实验室及国家级重点学科建设平台，运用机器学习和人工智能方法开展中药寒热药性评价的研究工作；2018 年 6 月在河南中医药大学举办的"隐结构及其在中医药研究的应用暨计算机科学与技术学科建设"学术论坛上作报告——"中药药性与人工智能"，2021 年 8 月在第七届中国中医药信息大会暨中医药健康及信息产品博览会上作报告——"中药寒热药性智能评价研究"。正是在以上学术沉淀和研究基础之上，笔者构思并动议编写《中药寒热药性智能评价》一书，并得到了中国中医药出版社及有关专家的认可和支持。

在本书成书之际，谨以最诚挚的敬意感谢我的导师王振国教授，感谢王教授将我领入中药药性理论的大门，从事与人类健康有关的伟大工作。感谢课题组的宋咏梅老师、付先军老师、张丰聪老师、周扬老师和陈聪老师。感谢各位老师无私地为我们提供平台和资源，给予我们广阔的天地去实现自我。

希望本书的问世能够为中药药性科学内涵的深化研究提供有益参考。鉴于笔者水平有限及人工智能研究领域的进展日新月异，书中未尽完善之处敬请同道斧正指导。

魏国辉

2021 年 10 月于济南

目 录

第一章 中药寒热药性研究概述

第二章　基于传统机器学习方法的中药寒热药性评价研究

第五章 中药化合物药性评价研究

中药寒热药性研究概述

第一节 中药药性研究概述

2016年，国务院印发《中医药发展战略规划纲要（2016—2030年）》，强调加强中医药科学研究，运用现代科学技术和传统中医药研究方法，深化中药药性理论研究，建立概念明确、结构合理的理论框架体系。2019年2月，中华中医药学会遴选"中医药原创理论的现代科学内涵"作为2019年中医药重大科学问题，认为对于中医药原创的药性理论，如何运用现代科学技术方法阐释其科学内涵，是当前亟待解决的重大科学问题。

近年来，中药药性理论的研究一直是中药理论研究的热点和前沿。自2006年以来，先后有3个国家重点基础发展研究计划（"973"计划）项目立项建设，以研究解决中药药性理论中的关键科学问题，探索中药药性理论的研究方法，包括中药药性理论继承与创新研究（2006，黄璐琦）；中药药性理论相关基础问题研究（2007，王振国）；基于利水功效的中药药性理论研究（2013，匡海学）。科学家们从不同的角度提出中药药性的科学假说，试图揭示中药药性理论的科学内涵。虽然中药药性机制至今尚未得以完全被认知，但是，"中药药性的物质基础是中药成分"已经成为共识。从中药成分的角度研究中药药性，为中药药性理论研究开辟了新的方向。

中药药性理论作为研究中药性质、性能及其运用规律的理论，是中国传统中医药理论体系的重要组成部分，其中中药寒、热、温、凉四性理论又是中药药性理论的核心内容之一，反映着中药对人体寒热变化、阴阳平衡的作用倾向，历来被视作指导临床用药之大纲，通常谓之"中医辨证以阴阳为纲，临床用药以寒热为本"。早在春秋时期，《素问·至真要大论篇》已提及"寒者热之，热者寒之"；南北朝时期，陶弘景更在《本草经集注》中明确指出"药物甘苦之味可略，唯冷热须明……疗寒以热药，疗热以寒药"，强调了掌握药物寒热属性的重要性。当代从事传统中药学研究的学者一般认同中药四性主要是从中药作用于人体所获得的不同疗效总结出来的用药理论，认为能减轻或消除热证的药物一般属于寒性或凉性，而能减轻或消除寒证的药物一般属于热性或温性。中医学理论认为，寒为凉之甚，热为温之极，认为寒与凉、温与热只有程度的差异而无本质上的区别，从本质上讲，中药四性可以归纳为寒、热两性。

中药药性的现代研究以寒热药性与中药物质基础相关关系的研究最为突出。物质基础是中药药性科学内涵的重要组成部分，只有找到决定中药药性的物质基础，才能进一步探索其作用机制，阐述其科学内涵。决定中药寒热药性的主要根据是药效，而药效的基础是其所含物质成分，寒性中药能治疗热证，热性中药能治疗寒证，应具有其相应的物质基础。

王振国教授主持的国家重点基础发展研究计划"中药药性理论相关基础问题研究"提出了"性-效-物质三元论"的科学

假说，指出：中药四性以物质为基础，以功效为核心，可通过经验、性状、成分、功效要素进行表征。该课题针对中药药性的物质基础做了大量的工作，并于 2019 年获得国家科学技术进步奖二等奖。该课题从中药化学指纹图谱的角度分析中药成分组成，研究中药药性与物质成分的关系。

笔者的研究工作正是在此项工作的基础上开展的。具体而言，本书内容专注于中药药性与中药成分之间的相关关系建模，通过中药化学指纹图谱与中药化合物分子描述符表征中药的成分特征，建立中药寒热药性的评价模型，以期进一步揭示中药寒热药性的物质基础，并为中药新药开发和中医临床用药提供方法学参考。

第二节 中药药性研究中的科学假说

一、中药"宏观药性假说"

中药"宏观药性假说"认为中药药性有微观与宏观的区别，微观药性是中药部位、单元、组分或成分的寒热属性；而宏观药性是指中药整体的寒热属性。宏观药性是中药各成分之间微观药性相互作用的综合体现。基于中药宏观药性假说，将中药"系统分离"为若干相对独立的物质成分单元，以物质成分的"微观药性"构建药性判别矩阵，通过预判中药物质成分的药性进而探讨中药整体宏观药性。

二、中药"分子药性"和"药效团药性"假说

中药药性本质上是由中药所含有的化学物质所决定的。李

石生等认为并非所有的化合物分子都与药性相关，往往具有一定骨架的化合物或不同骨架分子组成的分子群方表现出特定的生理活性或治疗作用，即为中药药性的体现。这表明中药所含的分子群或化合物与中药药性之间具有相关关系。分子药性假说主要包括：中药化学成分具有分子多样性的特点；分子具有药性，其药性是有规律的；以及中药的药性多样性及其多靶点作用机制等。李爱秀将"骨架分子"和"特定骨架分子"定义为"药效团"和"具有药效团的分子"，进而提出了中药"药效团药性"假说，她认为一系列具有相同作用机制的生物活性分子，其间一定存在某些共同的结构特征基团，而且这些特征基团在三维空间内会具有某种相同的排列方式。

三、中药四性的"物组学"假说

四性物组学是研究中药药性中与寒、热、温、凉四性有关的物质组组成，在生物体内的作用、变化规律，以及其相互关系的学科。刘培勋课题组认为，中药四性是中药在四维空间对特定生物体发挥特定药性作用的分子集合，即中药"药性物质组"，该假说综合应用现代天然药物化学、现代波谱学、基因组学、蛋白组学、比较基因组学、比较蛋白组学、生物芯片、生物信息学、数据挖掘等手段、方法、技术，对中药四性的物质组进行数据挖掘和全息分析，以期科学表征其组成与在人体内的作用、变化规律，最终阐明中药药性的本质。中药四性的"物组学"假说阐述了一种新的研究中药药性的方法，但是在药性评价的可行性方面尚待研究。

四、"药性本质多元"假说

王普霞等倡导基于"证－药效－药性"认识思路的"药性"本质研究，提出了"药性本质多元"假说。该假说认为中药"药性"应是在"证"病理基础上才得到充分体现的，要探索正确的中药药性研究方法，一定要基于"证"的前提，按照"辨证用药"原则，探究其改善"证"病理生理的机制，由此得出某药的药性。中药药性的多元，不仅体现在产生药性物质基础的多层次性，如固有成分、代谢后活性成分、活性成分与机体病理状态特定物质的组合物等，更体现在药性是物质和效应的统一等多层次性。基于"证－药效－药性"认识模式的"药性本质多元"假说，融合了现代多学科理论与方法，使得对药性的认识既能紧密联系中医理论，又能结合临床实际，更能融汇当今科学技术与方法，将中医药理论与现代科学技术进行有机的结合，通过这种模式的研究，可最大限度地避开过去研究方法中存在的不足，并随着研究实践的深入找到更为新颖的思路与方法。

五、中药"中药一味一性，一药 X 味 Y 性 (Y≤X)"假说

匡海学课题组提出"中药一味一性，一药 X 味 Y 性 (Y≤X)"假说，认为"中药同时具有性 (气) 与味，性 (气) 与味是中药 (包括方剂、单味中药、有效部位或组分、单体化合物) 同时兼具的两种特性。药味与药物的具体功效相关。药性 (气) 是药物通过不同途径，以主要影响机体的能量代谢、物质

代谢为特征的，与治疗作用有关或无关的，但均可影响药物疗效发挥或与副作用发生有关的一类生物学效应。促进机体能量代谢、物质代谢的中药具有热（或温）性，抑制机体能量代谢、物质代谢的中药具有寒（或凉）性。药性（气）可以通过动物实验以及系统生物学等方法予以评价归属。中药一味一性，一药 X 味 Y 性（Y≤X）。药性（气）具有非线性加和性。中药性味的物质基础是可拆分、可组合的"。

六、中药"药性构成三要素"假说

张冰课题组提出药性构成"三要素"理念，结合现代科学技术，细化中药药性认知过程中的 3 个认知要素，将其定义为化学成分、机体状态和生物学效应，而中药药性是"中药作用于不同状态机体的，与化学成分相关的生物学效应的概括和归纳"。其中，机体状态是药物发挥作用的载体，是药物治疗的对象，是功效产出的依托；化学成分是药物作用的物质基础；而生物学效应是药物作用于机体后的综合表现，是药性体内作用机制的外在表达。三者相辅相成，整体关联，缺一不可，是中药药性认知过程中必不可少的 3 个要素。药性构成"三要素"理念的提出，为科学解读中药药性提供了理论保证。

七、中药"性-效-物质三元论"假说和 "性-构"关系假说

山东中医药大学王振国课题组提出中药"性-效-物质三元论"科学假说，认为中药四性以物质为基础，以功效为核心，

可通过经验、性状、成分、功效要素进行表征。功效是中药本质属性的客观效应，药性是中药本质属性的主观反映。相同或相似药性的中药可能有相同或相似的物质基础，包括具体物质、物质间的配比关系及其动态变化规律；中药四性理论可以用现代科技语言进行表征；标识中药四性属性的基本要素是经验要素、性状要素、成分要素、功效要素；标识要素量、阈区的差异以及标识要素间关联度的差异，可以/能够作为判定/认知中药寒热药性的现代标准和规范。课题组付先军老师在中药"性-效-物质三元论"假说的基础上，提出了中药"性-构"假说，认为化合物的结构特性决定其药效，药效表征药性，因此中药药性的物质基础很可能与其成分中的某些特定结构具有一定程度的关联关系，亦即不同中药的不同成分可以有相同或相似结构，相同或相似结构可以产生相同或相似药效，相同或相似药效表征相似或相同的药性。

第三节 中药寒热药性常用研究方法

中药药性理论是构成中医理论体系的重要一环。中药药性中的四性理论，根据其对人体阴阳、寒热产生作用的方向和程度分为寒、热、温、凉，四性理论是中药药性理论的核心内容。王振国团队提出中药四性"性-效-物质三元论"假说，指出中药的寒热药性是根据其功效定义的，而中药的物质成分决定其功效，因此研究中药寒热药性需要以对其物质成分的分析和表征为出发点，以对其功效的分析为着力点。团队在此基础上深入分析中药药性与其物质成分的相关性，提出"性-构关系"研究构想，探索从分子结构水平构建中药寒热药性表征体系。付先军等分析发现，中药的寒热药性与其主要成分的化学结构之间存在一定相关性，为"性-构关系"研究构想提供了科学依据。随着现代科技的进步，对中药寒热药性理论的研究思路高度分化，不仅重视对其属性表征、物质基础的研究，还开始探寻其内在机制，除文献研究、中药物象研究等传统研究方法外，不断向微观领域深入，出现了如基因组学、蛋白组学和代谢组学等研究方法。

一、中药物象研究

物象指客观事物的一切表象，中药物象一般包括形态、颜色、气味、生长环境等。象思维是中医基础理论的重要构成基础，对中药药性理论的形成具有深远影响。中药取材大部分来源于植物，因科属不同，其物象亦不同，亲缘科属、物象、药性三者密切相关，因此中药的药性可以通过其物象反映出来。

张永清等认为中药的分子构成是决定其药性的物质基础，而物象是分子构成的外在体现。吴昌国认为传统中医药理论是通过观察中药宏观物象来研究其作用原理的，对中药宏观物象的认识是中药药性理论构建的基础。谢欢欢等选取《中华本草》中所记载的 195 种唇形科中药，选择 44 个物象建立数据库，对其与寒热药性的相关性进行分析，得出不同寒热药性唇形科中药株高的最低值、最高值和平均值之间的差异均有统计学意义，证明唇形科中药的株高与其寒热药性高度相关。应用象思维研究中药寒热药性作为一种回归传统中医思路的研究方法已逐步得到认可与重视，中药物象与自然属性间的必然联系可能成为探寻象思维的科学依据及其与现代医学理论接轨的突破口。

二、基因组学研究

基因组学是对机体全部基因组的特征及功能进行分析比较的交叉生物学学科。基因组学技术具有高通量、微观化、高效精准等优点，已普遍应用于中医药的现代化研究中，推动了在基因层面上对中药药性理论的认识。于华芸等在对寒性中药大黄功效作用机制的研究中，通过基因芯片技术筛选出给药组与对照组之间大鼠肝脏差异表达的基因，分析得出差异基因主要参与抗菌、抗炎和花生四烯酸代谢，表明大黄清热解毒的功效可能与其对脂代谢和防御功能相关基因表达的调节有关。

于华芸运用基因芯片技术筛选出在不同寒热药性中药作用下大鼠肝脏的差异基因，分析得出热性中药附子、干姜可调节机体代谢和免疫功能相关基因的表达，从而产生温热和免疫调节的作用；寒性中药大黄、黄连可调节细胞凋亡、免疫应答相关基因的表达，增强机体防御反应，并对机体在病理状态下的功能亢进起到一定抑制作用，从而发挥清热解毒的作用。基因组学技术使中药药性的研究方法更加深化、完善，对于从分子生物学角度补充中药药性的科学内涵具有重要意义。

三、蛋白质组学研究

蛋白质组即一个基因组表达的全部蛋白质，与机体生理活动紧密联系，并能对外界环境刺激发生反应，无论在机体健康状态还是在疾病及其治疗过程的研究中都发挥重要作用。通过研究机体不同状态下蛋白质组的活动变化，可以获得对其变化规律和功能的整体认识。

陈平平等通过实验分析黄芩对机体物质能量代谢及相关蛋白表达的影响，实验中鉴定了热证模型大鼠的 29 个主要参与物质能量代谢的差异蛋白，其中 12 个在黄芩水煎液的作用下发生回调，表明寒性药物可通过调控机体蛋白表达来抑制新陈代谢，发挥清热泻火的功效。杨玉娇等研究寒、热性中药对机体中解偶联蛋白-1（uncoupling protein 1，UCP1）的影响，UCP1 表达于棕色脂肪组织中，主要参与产热调节和能量代谢，通过实验发现寒性中药黄连、黄芩、黄柏对其产生的下调作用与热性中药白芷、肉桂对其产生的上调作用均有统计学意义，证明了寒热药性中药对机体能量代谢的调控功能，并得出具有寒热药性中药对 UCP1 产热节点产生的影响可能是这一生物过程的分子机制之一。运用蛋白质组学方法分析中药对机体蛋白的调控作用，可以将中药多组分、多靶点的特点与其作用下蛋白表达的变化规律联系起来，有助于在分子水平上探寻寒热药性的作用机制。

四、代谢组学研究

代谢组指细胞或者机体内全部低分子量代谢物，通过分析代谢组可以探寻机体在生理、病理状态下代谢物的变化规律。运用代谢组学方法研究中药寒热药性，是以机体的代谢标志物为基础，研究病理状态下不同寒热药性中药对代谢标志物的作用规律。

汪娜等研究苦寒中药黄芩对机体热证的干预作用，通过干酵母诱导大鼠发热，运用代谢组学方法检测大鼠尿样中代谢物的变化，确定 30 个特异性生物标志物，给予不同剂量的黄芩后，部分生物标志物分发生显著回调，证明黄芩对热病证候中的部分异常代谢具有干预作用，从代谢组学角度揭示了黄芩的苦寒药性对热病证候治疗作用的内在机制。刘树民等通过代谢组学方法研究黄连解毒汤作用下机体代谢组的变化规律，分析健康人尿液，发现黄连解毒汤对其中 7 个潜在生物标志物产生了影响，在理论上为其治疗机体热证的性效关系研究提供了支撑。代谢组学从整体出发的分析思路同中医学理论体系的基本特点——整体观念、辨证论治相一致。

在现有科技水平下对中药寒热药性理论的科学诠释取得了具有一定现实意义的成果，对进一步深化认识中药四性具有指导作用，但研究进展缓慢，难以取得突破性飞跃。中药寒热药性理论是以整体观点、辩证思维等思想为理论基础并服务于临床用药的理论，对其物质基础的研究固然重要，但对于其临床应用、药物间的相互作用、对不同个体影响等方面的研究尚有不足，难以实现理论成果向临床应用的转化，因此对中药寒热药性的研究不应仅局限于对其物质基础的研究，而是要结合理论与实际，回归临床应用。目前的研究虽角度多样，但难以连点成线、连线成面，无法将中药寒热药性的科学内涵构建为系统完整的理论体系，因此不仅需要利用现代科技手段在认识方法上不断创新，还要在遵循传统中药药性理论的前提下以整体观看待中药寒热属性，结合宏观与微观，综合应用传统与现代研究方法，整体全面地分析数据，建立系统的分析体系，探寻中药寒热药性的一般规律，使其得到更深层次、更系统化的科学诠释。

第四节　中药寒热药性评价研究现状

中药四性理论是中药药性理论的基础。所有疾病均可分为寒、热二证，中药则须以寒、热药性概括，以应对热、寒二证。正确判别中药的寒热药性对指导中医临床用药具有非常重要的作用。早期对于中药药性的认识是"以效识性"。中药药性是按中医药学科的认识论和方法论，根据机体用药反应，通过逻辑推理、分析、归纳而形成的，是对中药效应及其属性的归纳总结。比如对中药四气寒、热、温、凉的认识是通过药物作用于人体所产生的不同效应而总结出来的，它与所治疗疾病性质是相对而言的。热证用药物治疗后，热证得以缓解或消除，说明这些药物的药性是寒或凉，故把能够减轻或消除热证的属性确定为寒性或凉性；寒证用药物治疗后，寒证得以缓解或消除，说明这些药物的药性是温或热，因而把能够减轻或消除寒证的属性确定为温性或热性。

现代中药药性研究中，建立公认的寒热药性的评价方法是关键科学问题，引起了科学家们的广泛兴趣。随着人工智能、机器学习的发展，基于人工智能的中药药性评价方法研究成为热点。

中药药性的判别主要包含两方面的内容：一是如何表征中药成分信息；二是如何判别中药寒热药性。中药的表征一直是研究热点，取得了大量的研究成果，主要包括中药无机元素（微量元素）、中药初生物质（多糖、脂类和蛋白质）、中药化学指纹图谱、中药物象属性、功效主治、代谢组学和中药化合物分子描述符等。王振国团队利用文献学的方法，研究植物类中药无机元素种类及含量与中药寒热药性的相关性，探寻中药寒热药性的无机物质基础。研究发现植物类中药寒热药性与所含无机元素密切相关，表示以无机元素表征中药寒热药性具有可行性。李峰团队深入探讨了中药初生物质与寒热药性的相关关系，研究发现，热性中药的总糖含量总体要高于寒性中药的总糖含量，多糖成分是表征中药寒热药性的影响因素之一；中药寒热药性与水溶性糖存在明显的相关性，水溶性糖是中药寒热药性的物质基础之一；热性中药的 18 种氨基酸平均含量是寒性中药的 1.32 倍，18 种氨基酸含量与中药寒热药性具有相关性；中药寒热药性与脂类成分密切相关，脂类成分是中药药性的物质基础之一。总体结论：中药寒热药性与其所含初生物质具有一定的相关性。

中药化学指纹图谱已经越来越广泛地被应用于研究中药物质成分组成。周洪雷团队根据中药紫外光谱和红外光谱研究了中药物质成分与中药寒热药性的相关关系。研究发现提取的紫外光谱指纹图谱数字化信息能够基本反映寒性、热性中药的物质基础，红外指纹图谱可表征中药化学成分的分布信息，进而找到可表征中药药性的特征标记。王振国团队利用高效毛细管电泳测定 60 味植物类中药（30 味寒性、30 味热性）指纹图谱，经过综合分析模型理论图谱和各中药的药性特征标记图谱，认为高效毛细管电泳作为寒热药性识别的一种分析手段是有效的。

容蓉团队则研究了中药的气相色谱和高效液相色谱（水蒸气蒸馏提取与顶空进样提取）表征。已有研究发现，中药挥发性成分和中药药性密切相关，挥发油中含有芳香类成分的中药往往为热性，因此气相色谱已经被广泛用于寒热药性的研究。总体来讲，中药寒热药性与中药化学成分具有一定的相关性。中药物象属性可以被用于表征中药特性，王鹏团队先从文献的角度阐述了中药物象与中药寒热药性的相关性，然后通过支持向量机法证明了以上结论。薛付忠团队研究将中药功效主治 658 种属性作为特征用于表征中药特性，研究证明了中药功效主治和中药寒热药性的相关性。乔延江团队研究将 39 项药理指标用于表征中药成分特性，证明了组分中药药理作用与中药寒热药性的相关性。杜建强团队研究通过代谢组学表征中药特性，代谢组学特征综合了磁共振波谱、高效液相色谱、气相色谱等中药成分特性。Li 等提取了中药的质子磁共振谱，通过磁共振谱分析中药成分特性。

　　中药化合物的寒热药性相关性也已经被研究探索。王振国团队从文献的角度研究发现植物类中药寒热药性与有机成分有相关性。该团队进而使用生物信息学的方法研究了中药单个化合物的寒热药性，间接证明了中药化合物可以用于研究中药的寒热药性。文献研究发现苯甲醛为基本结构的化合物显寒性，吸电子基取代使其寒性增强，给电子基取代使其显热性。Wang 等则证明了中药整体寒热药性可以由中药化合物寒热药性的叠加显示。以上研究表示，中药化合物已经广泛用于研究中药的寒热药性。

　　中药寒热药性评价研究首先使用中药代谢组学、中药功效主治、中药物象、中药化学指纹图谱、中药成分化合物分子描述符等表征中药特性，然后构建人工智能预测模型，对未知中药的寒热药性进行评价预测。聂斌等研究基于代谢组学特征的随机森林寒热药性预测模型。乔延江教授等利用决策树算法构建了基于中药药理作用的组分中药药性预测模型。研究发现中药功效主治与寒热药性密切相关。薛付忠团队依据中药功效主治特性构建了基于 Logistic 回归判别、支持向量机判别、决策树判别、随机森林判别、主成分-线性判别和偏最小二乘判别的六种中药药性判别模型。Long 等建立了一套组合系统，预测中药寒热药性，该系统分析了 284 种寒热药性明确的中草药样本，使用支持向量机作为预测模型。Wang 等构建基于自组织映射（Self-organizing Map）的分类模型，用于分类 59 种中药的寒热药性。Li 等研究质子磁共振谱表征中药特征，并使用典型判别函数和 Fisher 判别分析识别 62 味中药的寒热药性。王振国团队通过中药物象表征中药特性，研究基于支持向量机的中药寒热药性评价模型；通过中药指纹图谱表征中药特性，研究基于相似性度量的中药寒热药性评价模型；通过中药化合物分子描述符表征中药特性，研究基于 k-近邻的中药寒热药性评价模型。李峰团队通过初生物质表征中药药性，系统建立了基于贝叶斯网络、支持向量机、Fisher 判别的中药寒热药性预测模型。

第五节　中药药性研究数据集

一、中药基原性状指标数据集

该数据集包括 1728 味药性记载明确且具有代表性的植物

类中药，每一味中药都在《中华本草》中性状描述翔实。将寒、大寒、微寒、微凉、凉等均归入寒性，共计 1071 味；将热、大热、微温、温等均归入热性，共计 657 味。基原性状包括植物性状特征、中药物质成分特征和中药物象特征三部分。

其中，植物性状特征包括：形态特征、光度适应、温度适应、分布区域等，共 104 个指标。

中药物质成分特征包括：皂苷类、生物碱类、有机含硫化合物类、木脂素类、醌类、萜类、挥发油类、苷类、香豆素类、黄酮类、有机酸类、甾醇类、鞣质类、强心苷类、简单苯丙素类等 15 种次生物质。

中药物象特征包括：药用部位、气味、干燥方法、采收时节、质地、外观色泽、味道、外形、显微特征等，共 58 个指标。

二、中药功效主治指标数据集

该数据集包括 1725 味药性和功效主治明确且具有代表性的中药，每一味中药都在《中华本草》中性状描述翔实。将寒、大寒、微寒、微凉、凉等均归入寒性，共计 1067 味；将热、大热、微温、温等均归入热性，共计 658 味。药材的功效主治主要包括安神、活血、润肺、开胃等 658 种属性，以是否具有某种功效主治（有为 1，无为 0）为自变量，以药性寒热（寒为 0，热为 1）作为分类标签。

三、中药药理数据集

数据集中所收录的中药全部选自《中国药典》（2010 年

版）。依据《中国药典》对其药性信息进行标引。四气包括寒、热、温、凉、平，将大寒、寒、微寒都归为寒，将大热、热都归为热。利用中国期刊全文数据库（CNKI）检索自1980年以来有关这些药物的药理研究的全部文献，并参考《中药学》《临床中药学》，对中药的药理作用进行标引，所采集的药理指标包括抗菌、抗真菌、抗病毒等共计66个属性。整理之后，药理指标（属性）为39项，包括抗菌、抗真菌、抗病毒、免疫促进、免疫抑制、镇静、催眠、抗惊厥、镇痛、解热、抗炎、强心、降血压、抗心肌缺血、抗心律失常、抗动脉粥样硬化、降血糖、抗凝血、改善微循环、止血、抑制血小板聚集、降血脂、抗缺氧、抗疲劳、保肝、利胆、抗溃疡、泻下、止泻、延缓衰老、抗氧化、益智、抗生育、杀虫、利尿、镇咳、祛痰、平喘、抗肿瘤。

四、中药指纹图谱数据集

（一）代表性中药材遴选

本书涉及的中药指纹图谱数据集来源于"973"计划项目"中药药性理论相关基础问题研究"（NO：2007CB512600），该项目从《神农本草经》《新修本草》等权威书籍收录的中药材中选择药性明确且具有代表性的61味药物（如表1-5-1所示），包括31味热性药和30味寒性药。

表 1-5-1　实验用有代表性的 61 味中药

	中药		中药
1	柴胡（cold）	32	半夏（hot）
2	芦荟（cold）	33	厚朴（hot）
3	海藻（cold）	34	红花（hot）
4	黄连（cold）	35	肉桂（hot）
5	大黄（cold）	36	藁本（hot）
6	天冬（cold）	37	白芥子（hot）
7	川贝母（cold）	38	生姜（hot）
8	侧柏（cold）	39	胡椒（hot）
9	蒲公英（cold）	40	木瓜（hot）
10	知母（cold）	41	木香（hot）
11	墨旱莲（cold）	42	杜仲（hot）
12	淡竹叶（cold）	43	檀香（hot）
13	瓜蒌（cold）	44	高良姜（hot）
14	甘遂（cold）	45	炙延胡索（hot）
15	地黄（cold）	46	甘松（hot）
16	葛根（cold）	47	白胡椒（hot）
17	秦皮（cold）	48	川芎（hot）
18	紫草（cold）	49	吴茱萸（hot）
19	络石藤（cold）	50	细辛（hot）
20	地肤子（cold）	51	羌活（hot）
21	瞿麦（cold）	52	天南星（hot）
22	栀子（cold）	53	苍术（hot）
23	薄荷（cold）	54	草豆蔻（hot）
24	猪茜草（cold）	55	延胡索（hot）
25	车前子（cold）	56	荜茇（hot）
26	金银花（cold）	57	补骨脂（hot）
27	防己（cold）	58	附子（hot）
28	黄柏（cold）	59	陈皮（hot）
29	大青叶（cold）	60	淫羊藿（hot）
30	龙胆（cold）	61	威灵仙 （hot）
31	麻黄（hot）		

（二）中药初生物质数据集

基于中药初生物质的中药药性研究已经吸引了越来越多科学家的关注。中药初生物质主要包括蛋白质、氨基酸、糖类和脂类，山东中医药大学李峰团队在研究中药初生物质和中药药性的关系方面取得了大量的研究成果，构建了中药初生物质数据集。

1. 中药氨基酸含量数据集 本数据集包含 60 味中药的 18 种氨基酸含量。取适量药材细粉置于水解管中，用 HCl 水解，取适量水解液，采用异硫氰酸苯酯法进行柱前衍生化反应，HPLC 法测定 60 味中药 17 种氨基酸含量。17 种氨基酸在上述色谱条件下实现了较好的分离。采用 UV 法测定 60 味中药色氨酸含量。18 种氨基酸含量进行汇总，用作中药初生物质特性数据集。

2. 中药多糖成分数据集 本数据集包含 60 味中药的多糖成分 HPLC 图谱数据。对精选的 60 味中药，提取和精制多糖并彻底水解成单糖，进行衍生化反应，测定多糖的单糖组成 HPLC 指纹图谱并构建数据集合。

3. 中药脂类成分数据集 本数据集包含 60 味中药的脂类成分 GC-MS 图谱数据。对精选的 60 味中药，将提取的脂类成分进行甲酯化处理，测定游离脂类 GC-MS 图谱数据，将所得图谱的保留时间和峰面积数据进行汇总，作为指纹图谱并构建数据集合。

（三）中药次生物质指纹图谱数据集

中药寒热药性是中药有效成分作用于机体后的客观反应，

因此中药物质成分与药性之间的相关性研究，一直是中药寒热药性物质基础研究的重点。次生物质通常可分为黄酮、蒎类、生物碱等，它们是由糖类、脂肪和氨基酸等有机物代谢衍生出来的物质，因此称为次生物质。中药次生物质主要由中药指纹图谱进行表征，研究分别构建了 61 味中药的紫外光谱数据集（四种溶剂蒸馏水、无水乙醇、三氯甲烷和石油醚）、红外光谱数据集（四种溶剂蒸馏水、无水乙醇、三氯甲烷和石油醚）、液相色谱数据集（50%甲醇和 70%甲醇）和气相色谱数据集（普通进样和顶空进样）。本文详细介绍了后续研究所用到的紫外光谱、红外光谱、气相色谱和液相色谱。

1. 紫外光谱　　紫外光谱是分子中某些价电子吸收了一定波长的电磁波，由低能级跃进到高能级而产生的一种光谱，也称为电子光谱。目前使用的紫外光谱仪波长范围是 200～800nm。其基本原理是用不同波长的近紫外光（200～400nm）依次照射一定浓度的被测样品溶液时，就会发现部分波长的光被吸收。如果以波长 λ 为横坐标（单位 nm）、吸收度 A 为纵坐标作图，即得到紫外光谱。

实验采用仪器：KQ-250E 型超声波清洗器（昆山市超声仪器有限公司，功率 250W，频率 40KHz）；FA1104 型电子天平（上海天平仪器厂）；UV-2010 型紫外可见分光光度计（日本日立）；FW-100 型高速万能粉碎机（北京光明医疗仪器厂）。试剂水为二次蒸馏水，无水乙醇、三氯甲烷、石油醚均为分析纯（天津科密欧化学试剂开发中心）。

实验方法：①提取方法和提取时间的选择：本实验采用室温超声提取 45 分钟处理药材。②供试品溶液的制备：60 味药材分别粉碎，过 80 目筛，称取约 0.5g 上述粉末各 4 份，精密称定，置具塞的锥形瓶中，分别精密加入 50mL 蒸馏水、无水乙醇、三氯甲烷、石油醚，称定重量，室温超声 45min，提取完毕，放冷，再次称定重量，分别用各溶剂补足减失的重量，摇匀，过滤，取续滤液，同样方法平行制备 3 份，即为样品。③光谱条件：扫描范围为 400～190nm；狭缝为 1nm。将待测液稀释至不同浓度，使吸收曲线各吸收峰的吸收度小于 1 或接近 1，此时峰的最大吸收波长基本上不随浓度变化而变化，而且此范围内吸收度与待测液浓度线性关系较好，有利于下一步的数据处理。

2. 红外光谱

实验仪器：KQ-250E 型超声波清洗器（昆山市超声仪器有限公司，功率 250W，频率 40kHz）；FA1104 型电子天平（上海天平仪器厂）；Nicolet750 型傅立叶变换红外光谱仪；KMD 型电热套（菏泽市生化仪器厂）；IK-82（＊）型真空干燥箱（上海实验仪器厂）；FW-100 型高速万能粉碎机（北京光明医疗仪器厂）。

试剂：水为二次蒸馏水，无水乙醇、三氯甲烷、石油醚均为分析纯（天津科密欧化学试剂开发中心），溴化钾为分析纯，KBr 晶片。

指纹图谱的测定：①光谱条件：光谱范围为 4000～400cm^{-1}；扫描次数为 16 次；分辨率为 2cm^{-1}。②提取方法：课题组对 61 味中药不同极性提取液进行了红外全扫描，通过实验验证并采用超声提取 45min。基于实际考虑，本实验随机选取寒药大青叶、栀子和热药干姜、附子为研究对象，考察了加热回流提取 1.5h 和室温超声回流提取两种不同提取方法对药材提取率的影响，从而建立对 61 味中药选用 4 种不同极性溶剂：水、无水乙醇、三氯甲烷、石油醚，进行提取后测定红外光谱的方法。

经过以上处理，课题组得到 61 种中药的指纹图谱。每一味中药在蒸馏水、无水乙醇、三氯甲烷、石油醚四种溶剂条件下各得到四个平行样本的指纹图谱数据，求其平均值，分别建立红外光谱蒸馏水、无水乙醇、三氯甲烷和石油醚的指纹图谱数据库。

3. 高效液相色谱　61 味中药 HPLC 指纹图谱的构建采用的仪器为 Agilent1200 高效液相色谱仪（DAD 检测器，二元高压梯度泵，柱温箱；美国安捷伦公司）；KQ-250E 型医用超声波清洗器（群山市超声仪器有限公司）；Mettler AE240 电子天平（瑞士梅特勒公司）。试剂为乙腈（色谱纯，天津科密欧化学试剂开发中心）；水为娃哈哈纯净水；其他试剂均为分析纯（天津科密欧化学试剂开发中心）。实验方法见参考文献。

实验中每味中药平行提取 2 个样品，每个样品平行测定 2 次，共得到 4 次测定数据。采用 SpecAlign2.4 利用差值算法依次导入每次测定数据，即保证 4 次测量数据有相同的保留时间，再求平均值。得到每味中药 190～400nm 共 211 个波长上的对应不同保留时间的信号强度值。根据本课题组前一阶段的研究，选择 210nm、227nm、236nm、242nm、254nm、268nm、292nm、312nm、330nm、350nm、375nm、400nm 共 12 个特征波长，将 12 个波长下的 HPLC 数据缩放至 [0, 1]，之后求平均值，最终分别得到 M50 和 M70 每味中药保留时间和峰强度的二维 HPLC 数据库。

4. 气相色谱　气相色谱测定采用了两种不同的进样方式：普通进样和顶空进样。其中普通进样方式，采用的仪器为 GC6890N 气相色谱仪，MS5975 质谱仪，色谱数据处理系统（MSD Chemstation D. 03. 00. 611）；质谱检索数据库：NIST MS search 2. 0；Mettler AE420 电子天平（瑞士梅特勒公司），挥发油提取器（密度小于 1 型）。试剂为蒸馏水；无水 Na_2SO_4；醋酸乙酯（分析纯，天津市百世化工有限公司）。实验方法见参考文献。

（四）中药化合物分子描述符数据集

本课题组构建的中药化合物分子描述符数据集筛选 2012 个中药化合物作为基本数据集，包括 763 个热性化合物、1033 个寒性化合物和 216 个平性化合物。中药化合物结构由 26 个分子描述符表征，包括总摩尔质量、摩尔质量、绝对质量、clogP、clogS、H 受体、H 供体、总表面积、极性表面积、药物相似性、形状指数、分子柔韧性、分子复杂性、非 H 原子、非 C/H 原子、电负性原子、立体中心、可旋转键、环、芳香环、芳香原子、sp3 原子、对称原子酰胺、烷基胺、芳香氮、碱性氮和酸性氧。研究发现，8 个分子描述符与 CHM 化合物的性质密切相关，而其他的则没有或弱相关。8 个分子描述符是摩尔质量、H 受体、H 供体、总表面积、可旋转键、sp3 原子、对称原子酰胺、烷基胺。

Maolin Wang 等构建的中药化合物分子描述符数据集包含 115 味中药，其中 59 味用作训练集，56 味用作测试集。59 味训练集中药包含 3531 种化合物，56 味测试集中药包含 1933 种化合物。每一种化合物计算了 3 种类型的分子描述符，第一类是 MACCS 主键描述符，第二类是四个全局描述符，第三类是 Daylight fragment 分子描述符，来自 Daylight Chemical Information Systems，Inc 药物数据库。

Wei Long 等构建了一个 284 味中药数据集，并通过分子描述符表征中药成分。用 Ligprep 计算了分子的三维结构，然后转换为 CODESSA 描述符，包括四类描述符：构成（constitutional）、拓扑（topological）、几何（geometrical）和静电（electrostatic）描述符。

（五）中药药性代谢组学特征数据集

该数据集来自国家重点基础研究发展计划课题"中药寒、热性生物效应评价模式研究"。寒药（黄连、黄柏、栀子、龙胆草等）59 例，热药（附子、干姜、肉桂、吴茱萸等）55 例，空白组 20 例：共 134 例。该课题组提取了代谢组学特征表征中药，主要包括磁共振波谱数据、高效液相色谱数据、质谱数据和气相色谱数据等。

第六节　药性评价关键技术简介

数据挖掘算法是建立中药寒热药性评价模型的关键。为了建立模型，算法将首先对数据进行分析，并查找特定类型的模式和趋势。相关研究涉及的经典数据挖掘算法主要包括：Logistic 判别分析（logistic discriminant analysis，Logistic-DA）、线性判别分析（linear discriminant analysis，LDA）、随机森林判别分析（random forest，RF）、偏最小二乘判别分析（partial least square-discriminant analysis，PLS-DA）、主成分线性判别分析（principal component analysis-Line discriminant analysis，PCA-LDA）、朴素贝叶斯网络、人工神经网络（artificial Neural Network，ANN）、支持向量机算法（support Vector Machine，SVM）、极限学习机（extreme Learning Machine，ELM）和相似性度量算法。

一、Logistic 判别分析

Logistic 判别是源于 Logistic 回归模型的判别分析，可以用于处理各种不同类型的数据（离散型、连续型和混合型）。区别于线性判别分析理论对于正态性假设的要求，Logistic 判别不依赖于任何正态性假设，应用范围更广。Logistic 判别相比于一般的线性判别分析判别更加灵活。Logistic 判别过程基本可以分为两步：①将类别变量 Y 转换为指示变量，应用 Logistic 回归分析建模；②利用 Logistic 回归模型的结果识别及预测样本的类别。李雨研究通过 Logistic 回归判别建立中药寒热药性识别模型，以分析中药基原性状与中药药性的相关关系。

二、线性判别分析

线性判别分析是一种有监督的经典判别分析方法。线性判别分析的目的是要寻找最能把两类样本分开的投影直线。线性判别分析的基本思想是针对类别明确的训练样本，按照类间方差尽量大、类内方差尽量小的准则学习一个指标线性判别函数和判别标准，然后使用学习的判别函数和判别标准

对测试样本进行判别，并评估判别的准确率。线性判别分析
已经被广泛应用于科学技术各个领域，尤其中医药领域。张
新新探索利用主成分分析－线性判别分析基于中药功效主治
属性判别寒热药性的可行性。李雨研究通过主成分分析－线
性判别分析建立中药寒热药性识别模型，以分析中药基原性
状与中药药性的相关关系。

线性判别致力于学习一个投影矩阵，使得类间散度矩阵 S_b
最大，类内散度矩阵 S_w 最小。S_b 和 S_w 定义如下：

$$S_b = \sum_{i=1}^{g} N_i \ (\bar{x}_i - \bar{x}) \ (\bar{x}_i - \bar{x})^T \qquad (1.1)$$

$$S_w = \sum_{i=1}^{g} \ (N_i - 1) \ S_i = \sum_{i=1}^{g} \sum_{j=1}^{N_i} \ (x_{ij} - \bar{x}_i) \ (x_{ij} - \bar{x}_i)^T \qquad (1.2)$$

其中 N 为样本总数，g 为类别数，$\bar{x}_i$ 为第 i 类的均值，$\bar{x}$ 为
总均值，N_i 为第 i 类的样本数。当 S_w 是非奇异的情况下，通过
线性判别分析能够得到投影矩阵 W_{LDA}。

$$W_{LDA} = \arg\max_W | \ W^T S_b W | \ / \ | \ W^T S_w W | \qquad (1.3)$$

三、随机森林判别分析

随机森林由 Breiman 于 2001 年提出，是一种综合了多个决
策树的分类器。聂斌已经将随机森林方法引入基于代谢组学的
中药寒热药性判别识别中。李雨研究建立随机森林模型来分析
中药基原性状与中药寒热药性的相关关系。在机器学习中，随
机森林是一个包含多个决策树的分类器，并且其输出的类别是
由个别树输出的类别的众数而定。其实从直观角度来解释，每
棵决策树都是一个分类器（假设现在针对的是分类问题），那么
对于一个输入样本，N 棵树会有 N 个分类结果。而随机森林集

成了所有的分类投票结果，将投票次数最多的类别指定为最终的输出，这就是一种最简单的 Bagging 思想。

随机森林是基于 Bagging 框架下的决策树模型，随机森林包含了很多树，每棵树给出分类结果，每棵树的生成规则如下。

（1）如果训练集大小为 N，对于每棵树而言，随机且有放回地从训练中抽取 N 个训练样本，作为该树的训练集，重复 K 次，生成 K 组训练样本集。

（2）如果每个特征的样本维度为 M，指定一个常数 m<<M，随机地从 M 个特征中选取 m 个特征。

（3）利用 m 个特征对每棵树呈最大限度生长，并且没有剪枝过程。

随机森林通过构造不同的训练集，增加分类模型间的差异，从而提高组合分类模型的外推预测能力。随机森林分类准确率 Accuracy 如下：

$$Accuracy = \frac{\sum_{i=1}^{n_c} M(i, j)}{\sum_{i,j=1}^{n_c} M(i, j)} \tag{1.4}$$

$M(i, j)$ 表示类型 i 被分类为类型 j 的次数，其中仅当 $i=j$ 时，表示类型 i 被正确分类的个数。

随机森林的算法原理如图 1-6-1（图片来源于聂斌等，江西中医药大学学报，2015）

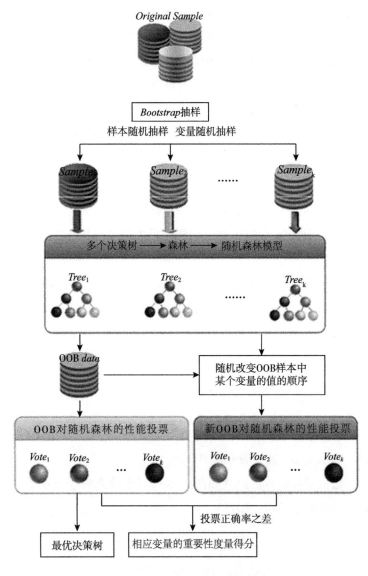

图 1-6-1　随机森林的算法原理

四、偏最小二乘判别分析

偏最小二乘法是一种先进的多元统计分析方法，在中药研究中的应用相当广泛。偏最小二乘法最早由瑞典经济计量学家Herman Wold 于 1966 年提出，后被发展为一种多元回归分析方法，最初应用于计量化学领域并获得成功，而后被迅速推广到其他领域。偏最小二乘判别分析是一种基于偏最小二乘回归的稳健判别分析统计方法，常用于数据降维与信息挖掘，特别适合于解释变量多且存在着多重共线性、样本观测数目少、干扰噪声大的情况。刘文慧研究将偏最小二乘判别用于中药寒热药性判别，偏最小二乘判别寒热药性主要分为两步：①将药性类别变量转换为指示变量，应用偏最小二乘回归建模；②利用回归模型的结果识别及预测样本的类别。

偏最小二乘基本原理：设自变量矩阵为 $X = (x_{ij})_{m \times n}$，$i = 1$，$2 \cdots$，$m$，$j = 1$，$2$，$\cdots$，$n$，其相应的自变量 $x_i = (x_{i1}, x_{i2}, \cdots, x_{in})^T$。因变量矩阵 $Y = (y_{ij})_{m \times l}$，$i = 1$，$2 \cdots$，$m$，$j = 1$，$2$，$\cdots$，$l$，其相应的因变量 $y_i = (y_{i1}, y_{i2}, \cdots, y_{il})^T$。偏最小二乘的基本原理求取自变量第一成分 t_1 和因变量第一成分 μ_1 的相关性达到最大。t_1 是 x_1，x_2，$\cdots$，x_n 的线性组合。然后建立 t_1 与 y_1，y_2，$\cdots$，y_l 的回归。用 X 和 Y 被 t_1 解释后的参与信息进行第二轮的成分提取。

多数情况下，偏最小二乘并不需要选用所有成分，而仅需要选取前 h 个主要成分就可以得到一个预测识别性能较好的模型。实际上，后续的成分如果不能提供更有意义的信息，选用更多的成分反而会影响预测的效果。偏最小二乘判别的方法：

①选取 t_1，t_2，…，t_h 这 h 个主成分，将其作为新的变量，送入传统的判别模型，如线性判别、Logistic 判别等实现分类。②利用偏最小二乘法建立回归预测模型，将观测值代入该回归模型，根据得到的因变量的预测值的大小实现判别。

五、主成分线性判别分析

主成分线性判别分析（principal component analysis－linear discrimina analysis）就是将主成分分析与线性判别分析结合起来的一种线性判别分析，在进行线性判别前，先进行主成分降维，然后通过线性判别模型进行分类。在现实问题中，经常出现小样本和高维度问题，即样本数量远小于样本特征维数的情况，此时，线性判别模型中类内散度矩阵往往是奇异的；此外，图谱数据间存在的高度共线性也会影响建模。主成分线性判别分析可以解决此问题，即在线性判别前，先用主成分分析对样本进行降维处理。主成分线性判别分析主要分为两步：①主成分分析对样本数据进行降维处理；②降维处理后的样本数据送入线性判别分析模型，再进行线性判别分析。

主成分分析（PCA）和线性判别分析（LDA）在数据处理方面均具有重要价值，有实例研究证明，主成分线性判别分析有利于小样本和高维问题的解决，对解决实际问题具有重要指导意义。张新新研究发现，主成分线性判别分析可以应用于中药寒热药性的辨识。

六、朴素贝叶斯网络

贝叶斯网络又称信念网络或是有向无环图模型，是一种概率图形模型。一个贝叶斯网络是一个有向无环图，由代表变量结点及连接这些结点的有向边构成。结点代表随机变量，结点间的有向边代表了结点间的互相关系（由父结点指向其子结点），用条件概率进行表达关系强度，没有父结点的用先验概率进行信息表达。这是当前不确定性知识表达、推理和建模最有效的方法之一。其主要优点如下。

1. 贝叶斯网络本身是一种不定性因果关联模型。贝叶斯网络与其他决策模型不同，它本身是将多元知识图解可视化的一种概率知识表达与推理模型，更为贴切地蕴含了网络节点变量之间的因果关系及条件相关关系。

2. 贝叶斯网络具有强大的不确定性问题处理能力。贝叶斯网络用条件概率表达各个信息要素之间的相关关系，能在有限的、不完整的、不确定的信息条件下进行学习和推理。

3. 贝叶斯网络能有效地进行多源信息表达与融合。贝叶斯网络可将故障诊断与维修决策相关的各种信息纳入网络结构中，按节点的方式统一进行处理，能有效地按信息的相关关系进行融合。

朴素贝叶斯分类原理：相较于其他分类算法来说，朴素贝叶斯分类算法十分简单，而且它所蕴含的思想很朴素，所以称它为朴素贝叶斯分类。下面介绍朴素贝叶斯分类的思想基础。

首先给定测试集样本（即待分类样本），求解在测试集中每个样本出现的条件下各个类别出现的概率，哪个类别出现概率最大，就把此样本归为哪一类。如下为朴素贝叶斯分类定义。

1. 设 $x = \{a_1, a_2, \cdots, a_m\}$ 为一个待分类项，而每个 a 为 x 的一个特征属性。

2. 有类别集 $C = \{y_1, y_2, \cdots, y_n\}$。

3. 计算 $P(y_1 \mid x)$，$P(y_2 \mid x)$，$\cdots$，$P(y_n \mid x)$。

4. 如果 $P(y_1 \mid x) = \max\{P(y_1 \mid x), P(y_2 \mid x), \cdots, P(y_n \mid x)\}$，则 $x \in y_k$。

下面我们就把工作重心放在计算上面第 3 步中的 n 个条件概率上。求解过程如下：

（1）划分训练集，训练集包含的样本均是属性已明确的。

（2）计算得条件概率估计值，通俗来讲，就是样本点在某一类别条件下各个特征属性发生的概率。即

$P(a_1 \mid y_1)$，$P(a_2 \mid y_1)$，$\cdots$，$P(a_m \mid y_1)$；$P(a_1 \mid y_2)$，$P(a_2 \mid y_2)$，$\cdots$，$P(a_m \mid y_2)$；$\cdots$；$P(a_1 \mid y_n)$，$P(a_2 \mid y_n)$，$\cdots$，$P(a_m \mid y_n)$

（3）如果训练集中样本的每个特征属性是条件独立的，这时我们可以按照朴素贝叶斯定理做如下推导。

$$P(y_i \mid x) = \frac{P(x \mid y_i) P(y_i)}{P(x)} \qquad (1.5)$$

上式中每个公式的分母都是一个常数，不能随其他因素的变化而随时改变，基于此，我们只将分子最大化。另外，考虑到每个特征属性是条件独立的，得出了如下公式。

$$P(x \mid y_i) P(y_i) = P(a_1 \mid y_i), P(a_2 \mid y_i), \cdots,$$

$$P(a_m \mid y_i) P(y_i) = P(y_i) \bigcap_{j=1}^{m} P(a_j \mid y_i) \qquad (1.6)$$

朴素贝叶斯分类流程如下所述。整个朴素贝叶斯分类分为三个阶段。

第一阶段——准备阶段。分类工作正式开始前，我们要做好准备工作，根据实际的分类情况来确定可以作为分类标准的

特征属性，按照所需要求对所有特征属性进行适当划分，从总的样本中取出一部分作为训练集，进行手工分类。把划分的所有训练集样本输入，输出的即为特征属性。此阶段是朴素贝叶斯分类中唯一一个需要手工完成的阶段，手工分类质量的高低对研究将具有重要的意义。

第二阶段——训练分类器阶段。准备工作完成后，下一步就要生成一个分类器。首先计算出训练集样本中每个类别出现的频率，然后再将每个特征属性划分对每个类别的条件概率估算出来，最后将朴素贝叶斯训练的结果记录下来。此时作为分类器输入的是特征属性和训练集中的样本，作为输出的是分类器。此阶段几乎没有灵活性可言，可以看作一个机械性阶段，不用手动生成分类器，系统可根据前面的公式自动生成。

第三阶段——测试阶段。上一步已经训练好了分类器，这一阶段我们只需使用上一步生成的分类器对测试集样本进行分类，此时输入是分类器和测试集样本，输出是测试集样本与类别的映射关系。此阶段我们也可看作是一个机械性过程，可由程序自动完成，不需要人为干涉。

目前贝叶斯网络在医药学、故障诊断、可靠性检测、知识发现与决策、自然语言理解以及不确定推理与预测等众多领域已有成功应用。在中医诊断中注重与中医理论结合，在对冠心病的中医临床诊断、抑郁症中医证候分型等方面发挥了重要作用；在中药药性研究中，王晓燕研究基于中药初生物质的中药寒热药性智能辨识取得了良好效果。

七、人工神经网络

人工神经网络从信息处理角度对人脑神经元网络进行抽象，

建立某种简单模型，按不同的连接方式组成不同的网络。其中的 BP（back-propagation）神经网络应用最为广泛。BP 网络是典型的多层网络，有输入层，一个或多个隐藏层和输出层，层间多为全互联方式，同层单元之间不存在相互连接。其基本思想是：①向网络提供训练例子，包括输入节点模式和期望的输出节点模式；②确定网络的实际输出和期望输出之间允许的误差。③改变网络中所有连接权值，使网络产生的输出更接近于期望的输出，直到满足确定的允许误差。BP 学习算法的实质，是把一组样本输入、输出问题转化为一个非线性优化问题，并通过梯度算法利用迭代运算求解权值问题的一种学习算法。

八、支持向量机算法

支持向量机（SVM）是 20 世纪 90 年代中期发展起来的基于统计学习理论的一种机器学习方法，通过寻求结构化风险最小来提高泛化能力，实现经验风险和置信范围的最小化，从而达到在小样本的情况下，亦能获得良好统计规律的目的。通俗来讲，它是一种二类分类模型，其基本模型定义为特征空间上的间隔最大的线性分类器，即支持向量机的学习策略便是间隔最大化，最终可转化为一个凸二次规划问题的求解。支持向量机的泛化性能好，推广能力强，目前已经广泛应用到肿瘤检测与分类、图像分割、人脸识别等领域。

本文以训练集线性可分的情形介绍 SVM。给定一个 N 个数据的训练集 D，满足：

$$D=\{(x, y) \mid x \in \mathbb{R}^p, y \in \{-1, 1\}\} \qquad (1.7)$$

其中，x 是一个 p 维向量，y 是一个二元类标签。

如果训练数据是线性可分的，则存在一个超平面 $H: w \cdot x + b = 0$，可以把训练集 D 准确无误地分离开来。使得训练数据对 $(x_i, y_i) \in D$，满足

$$w \cdot x_i + b \geq 1, \; when \; y_i = 1$$
$$w \cdot x_i + b \leq -1, \; when \; y_i = -1 \qquad (1.8)$$

合并上述不等式：

$$y_i (w \cdot x_i + b) \geq 1, \; (x_i, y_i) \in D \qquad (1.9)$$

对于可分的训练数据集来讲，存在两个超平面 H1 和 H2（如图 1-6-2 所示）：$|w \cdot x + b| = 1$，使得离 H 最近的正负数据正好落在 H1 和 H2 两个超平面上，而其他所有的训练数据落在两个超平面以外。两个超平面的距离可知为：$\dfrac{2}{\|w\|}$。

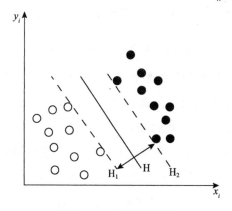

图 1-6-2 最优分类面

SVM 的任务就是寻找最优分离超平面 H，准确分类训练集，同时使得 H1 和 H2 间隔最大。由此，构建最优超平面的问题，转化为下面的二次规划问题：

$$\min \frac{1}{2} \|w\|^2$$

$$s.t. \quad y_i \ (w \cdot x_i + b) \ -1 \geqslant 0, \quad i=1, \ \cdots, \ N \qquad (1.10)$$

采用拉格朗日乘子法求解该二次优化问题，得：

$$L = \frac{1}{2} \parallel w \parallel ^2 - \sum_{i=1}^{N} \alpha_i \ \left[y_i \ (w \cdot x_i + b) \ -1 \right] \qquad (1.11)$$

其中 $\alpha_i \geqslant 0$ 是拉格朗日乘子。

由此导出的对偶问题如下：

$$\min_{\alpha} \ \{ \frac{1}{2} \sum_{i=1}^{N} \sum_{i=1}^{N} y_i y_j \alpha_i \alpha_j \!<\! x_i \cdot x_j \!>\! - \sum_{j}^{N} \alpha_j \}$$

$$s.t. \quad \sum_{i=1}^{N} y_i \alpha_i = 0 \qquad (1.12)$$

$$\alpha_i \geqslant 1, \quad i=1, \ 2, \ \cdots, \ N$$

求解该问题得最优解：$\alpha^* = (\alpha_1 *, \ \alpha_2 *, \ \cdots, \ \alpha_N *)^T$，$b^* = y_j - \sum_{i=1}^{N} y_i \alpha_i * \!<\! x_i \cdot x_j \!>$。由此得最优超平面如下：

$$f \ (x) = \sum_{i=1}^{N} \alpha_i y_i \!<\! x \cdot x_i \!>\! + b \qquad (1.13)$$

以上是线性可分训练数据的 SVM 推导。对于非线性可分问题，可以考虑通过两种方式解决：一是将该问题通过非线性变换映射到高维空间转化为线性可分问题；二是添加松弛变量 ξ_i，允许一定的样本错分，并使用惩罚因子 C 控制错分的损失。对于前者，一般引入核函数来解决。常见的核函数包括：

线性核　　　　　　　$k \ (x, \ x_1) = \!<\! x, \ x_1 \!>$

多项式核　　　　　　$k \ (x, \ x_1) = (\!<\! x, \ x_1 \!>\! + c)^p \ c \geqslant 0, \ p$ 是自然数

高斯（径向基）核　$k \ (x, \ x_1) = \exp \ (- \parallel x - x_1 \parallel ^2 / \ (2\sigma^2))$ $\sigma > 0$

神经网络核　　　　　$k \ (x, \ x_1) = \tanh \ (\rho \!<\! x, \ x_1 \!>\! + c) \ \rho, \ c$

是常数

　　SVM 本质上是一种非线性数据处理方法，在多个领域已经得到了成功的应用。与神经网络相比，SVM 是基于结构风险最小化的原理，减小了陷入局部极小的风险，提高了算法的泛化能力。

九、极限学习机

　　极限学习机是由 Huang 等人提出的一种单隐层前馈神经网络（dingle-hidden layer feedforward neural networks，SLFNs）。作为一种前馈型神经网络，ELM 的输入层的权值和隐藏层的偏置都是随机产生的，而输出层的权值是通过计算确定的。因此，它的参数不是通过迭代的方法产生的，而是通过最小二乘的方法计算得到。ELM 算法具有良好的泛化性能和快速的学习能力，在医学图像分类领域得到了广泛的应用。ELM 算法的基本原理介绍如下。

　　对于 N 个任意不同的样本对 (x_i, t_i)，其中，$x_i = [x_{i1}, x_{i2}, \cdots, x_{in}]^T \in \mathbb{R}^n$，$t_i = [t_{i1}, t_{i2}, \cdots, t_{im}] \in \mathbb{R}^m$，以 $g(x)$ 为激励函数和包含 L 个隐层节点的标准 SLFNs 的数学模型可表示如下：

$$\sum_{i=1}^{L}\beta_i g_i(x_j) = \sum_{i=1}^{L}\beta_i g(w_i \cdot x_j + b_i) = o_j, j = 1, 2, \cdots, N \quad (1.14)$$

　　其中，β_i 是连接第 i 个隐藏节点与输出层节点的权值向量，w_i 是连接第 i 个隐藏节点与输入节点的权值向量，b_i 是第 i 个隐藏节点的偏置，o_j 是网络的第 j 个输出节点。

　　这个标准的 SLFNs，具有 L 个隐藏节点和以 $g(x)$ 为激活函数，可以零误差地逼近 N 个样本的真实输出，即

$$\sum_{j=1}^{L} \| o_j - t_j \| = 0 \tag{1.15}$$

也就是存在 β_i，w_i 和 b_i 满足下面的公式：

$$\sum_{i=1}^{L} \beta_i g\ (w_i \cdot x_j + b_i) = t_j,\ j = 1,\ 2,\ \cdots,\ N \tag{1.16}$$

上述公式表示为矩阵的形式为：

$$H\beta = T \tag{1.17}$$

其中 $H\ (w_1,\ w_2,\ \cdots,\ w_L,\ b_1,\ b_2,\ \cdots,\ b_L,\ x_1,\ x_2,\ \cdots,\ x_L) = [h_{ij}]$

$$= \begin{bmatrix} g\ (w_1 \cdot x_1 + b_1) & g\ (w_1 \cdot x_1 + b_1) & \cdots & g\ (w_1 \cdot x_1 + b_1) \\ g\ (w_1 \cdot x_1 + b_1) & g\ (w_1 \cdot x_1 + b_1) & \cdots & g\ (w_1 \cdot x_1 + b_1) \\ \vdots & \vdots & \vdots & \vdots \\ g\ (w_1 \cdot x_1 + b_1) & g\ (w_1 \cdot x_1 + b_1) & \cdots & g\ (w_1 \cdot x_1 + b_1) \end{bmatrix}_{N \times L} \tag{1.18}$$

$$\beta = \begin{bmatrix} \beta_1^T \\ \beta_2^T \\ \vdots \\ \beta_L^T \end{bmatrix}_{L \times m} \qquad T = \begin{bmatrix} t_1^T \\ t_2^T \\ \vdots \\ t_N^T \end{bmatrix}_{N \times m} \tag{1.19}$$

是对应输入 x_1，x_2，$\cdots$，x_N 的隐层输出矩阵。用最小二乘法解上述方程的解为：

$$\beta = H^+ T \tag{1.20}$$

其中，H^+ 是 H 的 Moore-Penrose 广义逆矩阵。

十、相似性度量算法

距离度量学习是样本之间相似性度量的一种重要方法，已经在数据样本的聚类、分类等研究中得到了广泛的应用，在第四章的研究中就是通过学习肿瘤样本之间的相似性距离度量实现肿瘤的医学图像检索，最终达到对肿瘤分类的目的。因此医学图像检索效果的好坏取决于距离度量学习的优劣。按照学习方式的不同，距离度量学习分为有监督的距离度量学习、无监督的距离度量学习和半监督距离度量学习。有监督的距离度量学习的核心思想是：使同一类别中的样本数据尽可能接近，而不同类别的样本数据尽可能疏远。该学习方法依赖于样本对约束。无监督距离度量学习的核心思想是：通过样本数据的几何关系，学习样本数据潜在的低维流形表示。该学习方法没有样本标签的参与。最后，半监督学习，试图依据边信息（side information）学习一个距离度量，但是并不是所有的数据都有边信息。

任意两个样本 x_i 和 x_j 之间的距离函数 $d(x_i, x_j)$ 需要满足以下条件：

1. $d(x_i, x_j) + d(x_j, x_k) \geq d(x_i, x_k)$　　（三角不等式）

2. $d(x_i, x_j) \geq 0$　　（非负性）

3. $d(x_i, x_j) = d(x_j, x_i)$　　（对称性）

4. $d(x_i, x_j) = 0 \Leftrightarrow x_i = x_j$　　（可区别性）

本文以大间隔最近邻（large margin nearest neighbor，LMNN）为例介绍距离度量学习算法。任意样本数据 x_i 和 x_j 之间的马氏距离定义如下：

$$d_M(x_i, x_j) = \parallel x_i - x_j \parallel_M = \sqrt{(x_i - x_j)^T M (x_i - x_j)} \qquad (1.21)$$

其中，M 是半正定对称矩阵，称为度量矩阵，可以表示为 $M = L^T L$，于是上面的公式可以写为：

$$d_M\ (x_i,\ x_j) = \sqrt{(x_i-x_j)^T L^T L\ (x_i-x_j)} = \parallel L\ (x_i-x_j)\ \parallel_2$$

$$(1.22)$$

由上式可知，样本 x_i 和 x_j 之间的马氏距离等价于 Lx_i 和 Lx_j 之间的欧式距离。因此求解度量矩阵 M 转化为求解线性变换矩阵 L。

LMNN 算法要求训练集中目标样本 x_i 周围 K 个近邻中，与样本 x_i 类标签相同的点应尽量靠近，类别不同的点与 x_i 尽量远离。引入标量

$$\eta_{ij}=\begin{cases}1\ x_j\ \text{是}\ x_i\ \text{的目标邻居} \\ 0\ x_j\ \text{不是}\ x_i\ \text{的目标邻居}\end{cases},\ y_{ij}=\begin{cases}1\ x_j\ \text{和}\ x_i\ \text{属于同一类} \\ 0\ x_j\ \text{和}\ x_i\ \text{不属于同一类}\end{cases}$$

根据 LMNN 的思想得到目标函数：

$$\varepsilon\ (L) = \sum_{ij}\eta_{ij}\parallel L\ (x_i-x_j)\parallel^2 + c\sum_{ijl}\eta_{ij}\ (1-y_{il})$$

$$[1+\parallel L\ (x_i-x_j)\parallel^2-\parallel L\ (x_i-x_l)\parallel^2]_+ \qquad (1.23)$$

其中 $[z]_+=\max\ (z,\ 0)$ 且 c 是某个正常数。该公式包含两项，最小化前一项使得目标样本和邻居样本间的距离尽可能小，最小化后一项保证了不同类别样本间的边际距离最大化。将上述公式最小化，求解 L，然后根据公式 $M=L^T L$，可以求得马氏距离。

为了在更大的可行域内求解，引入松弛变量 ξ_{ijl}，上面的公式转化为下面的半正定规划问题。

$$\min\sum_{ij}\eta_{ij}d_M\ (x_i-x_j)+c\sum_{ijl}\eta_{ij}\ (1-y_{il})\ \xi_{ijl} \qquad (1.24)$$

$$d_M\ (x_i-x_l)-d_M\ (x_i-x_j)\geqslant 1-\xi_{ijl}$$

$$\xi_{ijl}\geqslant 0$$

$$s.t.\ M\geqslant 0$$

依据半正定规划求解算法求解上式，得到度量矩阵 M。然后根据公式（1.24），可求得马氏距离。

第二章

基于传统机器学习方法的中药寒热药性评价研究

中药药性理论是中医遣方用药的关键，是联系基础与临床的纽带，是中药最基本的特征性标志。中药药性是中药理论的核心组成部分，近年来，国家重点基础发展研究计划（"973"计划）将其列入中医理论专项研究的重点支持方向，立项3项课题专门阐释中药药性理论的科学内涵［中药药性理论继承与创新研究（2006，黄璐琦），中药药性理论相关基础问题研究（2007，王振国），基于利水功效的中药药性理论研究（2013，匡海学）］。2019年2月，中华中医药学会遴选"中医药原创理论的现代科学内涵"作为2019年中医药重大科学问题，其中对于中医药原创的药性理论，如何运用现代科学技术方法阐释其科学内涵，是当前亟待解决的重大科学问题。随着人工智能、云计算等新一代信息技术的发展，采用现代信息技术阐明中药药性理论的科学内涵迎来了前所未有的契机。运用现代科学方法和技术手段研究中药药性，探索自然属性与效应属性之间的关联，揭示其科学内涵，是中药理论自身创新的客观要求。临床上，"寒者热之，热者寒之"是中医处方用药的基本原则，寒热药性是中药的主要药性，寒热辨证是中医的主要辨证依据。因此，以寒性和热性作为研究对象与目标，开展中药药性理论的现代科学研究，受到科学家们的广泛关注。

　　理论上讲，决定中药寒热药性的是药效，而药效的基础是其所含物质成分，热性中药能治疗寒证，寒性中药能治疗热证，应具有其相应的物质基础。中药药性的物质基础是探索其科学内涵的关键，只有找到决定中药药性的物质基础，才能进一步理解其作用机制，阐述其科学内涵。中药寒、热药性是其有效成分作用于机体产生的客观反应，如何正确智能评价中药寒热药性是中药现代化研究中的关键问题。中药药性的现代研究主要聚焦于中药寒热药性与物质基础相关关系。王振国课题组等提出"性-效-物质三元论"假说，认为治疗寒、热证候的相应中药组群，在物质基础方面应该具有共同的特征，即相同或相似寒热药性的中药可能有相同或相似的物质基础，包括具体物质、物质间的配比关系及其动态变化规律。因此，中药寒热药性与其物质基础的研究重点是探究基于寒热证候的相应中药组群寒热药性属性的物质基础所具有的共性特征和规律性。

　　已有研究发现，中药是多种寒热性成分或化合物的混合体，任何单一成分无法表征中药的整体药性。一味中药的整体药性也不是多种寒热性成分的简单叠加，而是多种寒热性成分之间的制约或互补、协调的复杂交互作用，因此，在评价中药寒热药性时，必须采用多种技术手段提取中药的寒热药性成分特征，进而将多种方法获得的寒热药性特征信息进行综合分析，方能比较全面地阐明中药整体寒热药性。

　　课题组主持的国家重点研发计划（中药药性理论相关基础问题研究，王振国，2007）研究使用多种模态中药化学指纹图谱技术提取中药成分特征信息，以期全面反映中药的物质成分组群，以及从整体上评价中药寒热药性。中药化学指纹图谱（即多维多息指纹图谱）技术是指某（或某产地）中药材或中成药中所共有的，具有特征性的某类或几种成分的色谱或光谱的图谱。本书主要使用的中药化学指纹图谱包括红外光谱、紫外光谱、气相色谱和液相色谱等。中药化学指纹图谱具有特征性、可量化性、稳定性、完整性等特点，已经被广泛应用于中药材真伪鉴别、中药质量评价等方面。课题组主持的国家重点研发计划项目"中药药性理论相关基础问题研究"，采用多种模态中药化学指纹图谱技术，分析中药中的无机元素、初生物质和次生物质等不同层面的中药物质成分特征信息，为在不同物质层面上综合研究中药寒热药性特征奠定了基础。

　　中药化学指纹图谱数据具有明显的小样本和高维度特征，即样本矩阵的行（样本数）往往比较小，而样本矩阵的列（图谱特征）往往比较大，容易引起"维度灾难"，导致传统的机器学习算法难以处理此类数据，这对于中药寒热药性的智能评价提出了挑战。当前，一种比较公认的解决办法是引入主成分分析对数据进行降维处理，然后再送入传统机器学习算法，能够取得较好的药性评价效果。

　　本节研究工作的基本思路是着重从次生物质层面研究寒热药性与物质成分的关系。即，首先以单一指纹图谱技术（包括红外光谱、紫外光谱等中药指纹图谱技术）提取中药成分整体特征信息，然后通过主成分分析进行特征降维，最后引入传统机器学习算法，构建中药寒热药性智能评价模型。

　　该建模思路的理论依据：①单味中药的寒热药性与其物

质成分之间存在着定量关系，通过建立寒热药性与成分要素（即各种指纹图谱数据）之间的辨识模型来评价中药寒热药性，实现利用物质成分预测中药寒热药性的目的；②如果能够建立寒热药性智能评价模型，说明中药物质成分与中药寒热药性密切相关，则定会存在表征中药寒热药性特征信息的中药寒热药性标志物。③通过建立的药性智能评价说明表征中药药性的"寒、热"物质成分是客观存在的，中药整体寒热药性是中药内部所有"寒、热"物质成分的综合反映。④中药是多种寒热性成分或化合物的混合体，任何单一物质成分无法表征中药成分的整体特征信息，也就无法表征中药的整体药性。这也符合中医辨证论治的系统论观点，即某味中药的整体药性不能通过某一种物质成分进行表达。中药化学指纹图谱从某种程度上反映了中药成分的多元组成，可以用于中药寒热药性的智能评价研究。

第一节　基于紫外图谱的中药寒热药性评价研究

中药四性"性-效-物质三元论"科学假说认为，中药调治寒热二证的物质基础应是组成中药的所有化学成分的整体协同作用。因此，中药固有成分的系统分析研究是揭示中药四性物质基础的关键性环节之一。紫外光谱反映了不同中药所含成分不饱和程度的差异，体现在紫外吸收曲线的形态、峰位、峰强度的差异，而寒热药性是中药所含物质成分的外在体现，以此可以推测中药寒热药性和其紫外吸收有一定的联系。我校周洪雷教授在国家重点研发计划的支持下，开展符合现代科学认知规律的中药寒热药性物质基础紫外光谱指纹图谱数字化表征体系的研究及构建，取得了大量的研究成果。本研究在前期中药寒热药性研究的基础上，尝试通过机器学习算法建立中药寒热药性与紫外光谱之间的相关关系。本研究首先分析了基于中药紫外指纹图谱的、药性明确的中药成分组成，通过中药紫外指纹图谱表征中药成分的整体特征信息，然后构建基于机器学习算法的中药寒热药性判别模型，最后对提出的模型进行评价研究，并对不同类型机器学习模型的准确率进行比较，探讨中药成分的紫外光谱表征与中药寒热药性的相关性。

一、中药紫外指纹图谱的构建

中药所含成分复杂，极性差别比较大，中药紫外指纹图谱着眼于从宏观上理解中药成分的整体特性。本研究依据紫外谱线组法，采用不同极性的溶剂分别从中药中提取出各种不同极性的成分特征信息，建立了四种溶剂的中药紫外指纹图谱，为下一步构建成分要素与药性之间的判别模型提供相关数据信息。本实验构建了 61 味中药的紫外指纹图谱（其中寒性药 30 味，热性药 31 味），以期用紫外光谱指纹图谱的数据表征中药寒热药性的物质基础，进而挖掘寒性、热性中药化学成分的紫外光谱规律性信息，为建立基于紫外光谱数据的中药寒热药性判别模型提供了丰富的光谱数据。图 2-1-1 显示了五味代表性中药（白芥子、蒲公英、仙茅、栀子和紫草）不同提取方法紫外吸收曲线。图 2-1-2 显示了寒热性药各提取液紫外指纹图谱叠加（图片来源于李和光．山东中医药大学，2012）。

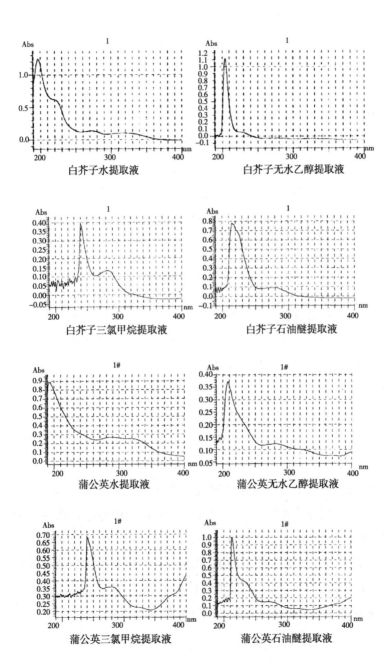

白芥子水提取液

白芥子无水乙醇提取液

白芥子三氯甲烷提取液

白芥子石油醚提取液

蒲公英水提取液

蒲公英无水乙醇提取液

蒲公英三氯甲烷提取液

蒲公英石油醚提取液

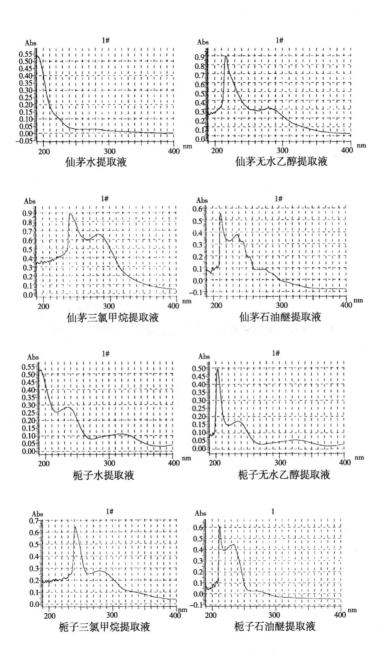

仙茅水提取液　　　　　　　仙茅无水乙醇提取液

仙茅三氯甲烷提取液　　　　　仙茅石油醚提取液

栀子水提取液　　　　　　　栀子无水乙醇提取液

栀子三氯甲烷提取液　　　　　栀子石油醚提取液

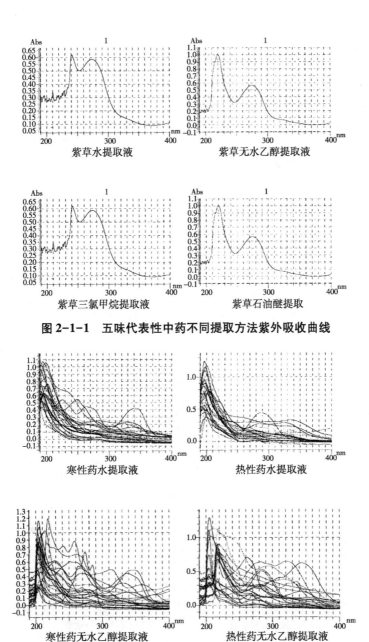

图 2-1-1　　五味代表性中药不同提取方法紫外吸收曲线

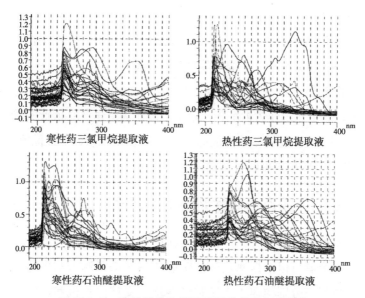

图 2-1-2　寒热性药各提取液紫外指纹图谱叠加

二、基于紫外指纹图谱的中药寒热药性判别模型构建

中药紫外指纹图谱数据具有非线性、小样本和高维度的特征，如果仅选用少数光谱变量表征中药成分，则容易丢失很多有用的信息，得出片面的结论。针对中药紫外指纹图谱数据的特点，本研究尝试采用人工神经网络、支持向量机和极限学习机算法构建基于紫外光谱数据的中药寒热药性辨识模型。课题组已有研究证明，中药石油醚溶剂下紫外指纹图谱具有最好的中药寒热药性识别性能。因此，本研究探索基于石油醚溶剂的中药寒热药性辨识模型。

中药寒热药性判别模型构建之前，相关的经典分类器的一些参数需要优化，以进一步提升分类器的分类性能。在实际执行过程中，极限学习机隐藏节点的个数不能是无限的。设置测试隐藏节点的个数范围为［200 400 600 800 1000］。当隐藏节点的个数设置为 1000 时，极限学习机的训练和测试性能保持在一个较高的稳定状态。网格搜索法被用于优化支持向量机的参数。实验随机挑选了 60 味中药样本用于参数优化。数据被平均分为 5 组，其中 4 组作为训练集，余下一组作为测试集，因此实验需要循环 5 次。惩罚参数的最优值 $c = 3$ 和核函数参数的最优值 $g = 0.02$ 将被应用于后续的试验中。

三、中药寒热药性判别模型评价

本研究所有的实验评估都是在中药紫外图谱的环境下进行的，研究者可以根据寒热药性明确的中药来预测未知中药的药性。本研究分别构建了人工神经网络、支持向量机和极限学习机识别模型用于寒热药性的评价，包括稳定性和外推性。

在本文实验中有两种度量标准被用来评估提出算法的性能。第一个度量标准是稳定性评估（stability evaluation），它是在整个样本集中使用留一法计算得到的。详细步骤描述如下。

首先，对于 61 味中药紫外图谱数据，1 味中药被挑选作为测试集，其余 60 味中药被作为训练集。

其次，60 味中药作为训练集进行中药寒热药性模型构建，并对 1 味测试集中药进行预测识别，计算该中药的寒性概率，重复此过程，计算每一味中药的寒性概率。

最后，获得所有中药的寒性概率。通过变化寒性概率的阈值可以绘制 ROC（receiver operating characteristic）曲线，然后可以计算 ROC 曲线下的面积 AUC（area under the ROC curve），AUC 面积越大，性能越稳定。稳定性评估使用 ROC 曲线和预测精度 ACC（prediction accuracy）评估模型的性能。预测精度 ACC 的结果表明了正确分类中药寒热药性的概率。

ACC 值计算公式如下：

$$Accuracy = \frac{正确分类的中药味数}{待分类的中药味数} \qquad (2.1)$$

第二种度量标准是外推评估（extrapolation evaluation），它表明了根据检索到的中药来评估未知中药的恶性程度。在本实验中，61 味中药被随机划分为训练集和测试集。训练集包含 40 味中药，其中寒性药和热性药分别为大约 20 味；剩余的 21 味中药被作为测试集。以训练集进行中药寒热药性辨识模型的构建，然后对测试集中的寒热药性进行预测识别，并计算查询中药的寒性概率。这些寒性概率被用于计算 ROC 曲线和 ACC 值以进行外推评估。所有实验根据随机选择的测试集重复 10 次，实验结果取 10 次实验的均值和方差。

四、实验结果

（一）模型稳定性比较

为了全面阐述和验证提出的预测模型在药性评价性能上的可行性和稳定性，本研究比较了提出的预测模型 SVM、ANN、ELM 药性分类性能。根据已有的研究结果，石油醚溶剂下紫外图谱数据被作为研究对象。表 2-1-1 显示了构建的三个经典分类算法在药性识别性能中稳定性评估的比较。

首先，支持向量机具有最优寒热药性辨识稳定性能，在寒热药性预测性能上的表现超过了比较的人工神经网络和极限学习机。其次，ELM 极限学习机在中药的寒热药性识别上稳定性能最差，远低于人工神经网络和支持向量机。第三，通用的经典分类器对于中药寒热药性辨识的稳定性评估普遍较低。

表 2-1-1　稳定性能比较

Classifiers	AUC	ACC
ANN	0.663	0.590
SVM	0.795	0.738
ELM	0.587	0.525

（二）外推性能比较

对于外推评估，表 2-1-2 显示了构建的经典算法模型的性能比较。根据表 2-1-2，外推评估实验的结论和稳定性评估实验的结论是一致的。

首先，支持向量机具有最优的中药寒热药性识别性能，药性识别外推评估准确率远高于人工神经网络和极限学习机。其次，极限学习机和人工神经网络对中药寒热药性的外推辨识性能是糟糕的。最后，通用的经典分类器对于中药寒热药性辨识的外推评估普遍较低。

表 2-1-2　外推性能比较

Classifiers	AUC	ACC
ANN	0.650±0.009	0.620±0.010
SVM	0.795±0.006	0.695±0.009
ELM	0.658±0.008	0.602±0.007

（三）总体预测性能

我们使用支持向量机算法和留一法的稳定性评估评价中药寒热药性辨识的总体预测性能。总体分类准确率为 73.8%（45/61）。寒热两类中药的预测准确率均接近于 75%。26.7%（8/30）的寒性药物被误分为热性药物，25.8%（8/31）的热性药物被误分为寒性药物。总体而言，预测结果显示了较好的预测性能。表 2-1-3 显示了整体药性辨识的混淆矩阵。

表 2-1-3　整体药性辨识混淆矩阵

实际值	预测值	
	寒性药	热性药
寒性药	22	8
热性药	8	23

五、结论和讨论

中药药性理论在指导中医临床用药方面具有不可或缺的作用，怎样将传统的中药药性理论与现代科技紧密结合，使其原有的知识体系能够进一步创新发展突破，是我们在传承发展中医药时面临的一个重大课题。本文基于中药紫外光谱技术，结合人工智能算法，对中药寒热药性的判别方法进行研究。总结全文，完成的主要工作如下。

1. 研究结果证明，中药寒热药性可以通过中药紫外指纹图谱进行预测识别。中药紫外指纹图谱反映了中药成分的特征信息。因此，可以推论中药寒热药性和中药成分密切相关。中药寒热药性的物质基础是中药成分。

2. 本研究构建了人工神经网络、支持向量机和极限学习机三个中药寒热药性预测识别模型，从药性预测结果来看，支持向量机具有最优的寒热药性预测准确率。但是，从预测结果分析，通用的经典分类器总体预测性能偏低，因此，构建符合中药成分特征信息的人工智能算法是未来研究的重点。

第二节 基于红外图谱的中药寒热药性评价研究

近年来，红外光谱开始被各国《药典》作为药物鉴定的法定方法之一。红外光谱是利用所测物质成分对红外光谱辐射线的选择性吸收，用红外分光光度计测出表征物质成分特征信息的红外光谱图。这种方法具有取样少、特征性强、简单迅速、准确率高等优点，因此，红外光谱被越来越多地应用于中药的寒热药性评价研究。

本研究通过中药红外光谱数据来判别中药寒、热药性，其中红外图谱数据来自"973"计划项目"中药药性理论相关基础问题研究"。该项目从《神农本草经》《新修本草》等权威书籍收录的中药材中选择了药性明确且具有代表性的 61 味中药，其中包括 30 味寒性药、31 味热性药，采用不同溶剂（三氯甲烷、蒸馏水、无水乙醇、石油醚）的红外光谱测试技术，得到中药的红外光谱数据库。项目测量了 61 味中药在红外波长 400 ～ 190nm 的吸收度值，图 2-2-1 显示了石油醚溶剂下 30 味寒性中药红外光谱图，图 2-2-2 显示了石油醚溶剂下 30 味热性中药红外光谱图（图片来源于王鹏，等．光谱学与光谱分析，2014）。本实验选取其中 30 味中药（其中 15 味寒性药、15 味热性药）

进行寒热药性辨识研究，如表 2-2-1 所示。在本研究中，红外光谱数据集具有小样本和高维度的特征，因此，我们首先采用 PCA 降维技术对数据进行降维处理；然后选择经典机器学习算法（k-近邻算法、支持向量机和朴素贝叶斯方法），建立基于中药红外光谱的寒热药性辨识模型；最后，我们通过测试集评估药性辨识模型的可行性和准确性，并对三种不同类型机器学习模型的准确率进行比较，探讨中药成分的红外光谱表征与中药寒热药性的相关性。

表 2-2-1 30 味中药的寒、热药性

序号	中药	药性	序号	中药	药性
1	薄荷	寒	16	白胡椒	热
2	侧柏	寒	17	白芥子	热
3	柴胡	寒	18	半夏	热
4	车前子	寒	19	荜茇	热
5	川贝母	寒	20	补骨脂	热
6	毛知母	寒	21	羌活	热
7	墨旱莲	寒	22	肉桂	热
8	蒲公英	寒	23	檀香	热
9	秦皮	寒	24	天南星	热
10	瞿麦	寒	25	威灵仙	热
11	生地黄	寒	26	吴茱萸	热
12	天冬	寒	27	细辛	热
13	豨莶草	寒	28	仙茅	热
14	栀子	寒	29	延胡索	热
15	紫草	寒	30	淫羊藿	热

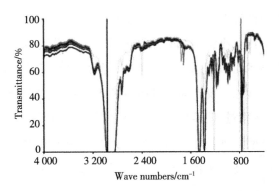

图 2-2-1   石油醚溶剂下 30 味寒性中药红外光谱

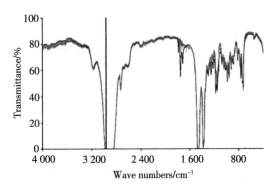

图 2-2-2   石油醚溶剂下 30 味热性中药红外光谱

一、红外光谱数据降维

本文挑选 30 味中药作为中药寒热药性研究的数据集，每一味中药成分由 1869 维的红外光谱数据表征。尽管中药红外光谱数据可以直接送入机器学习模型进行分类处理，但由于红外光谱数据维度较高，不可避免会存在数据冗余。本文先对红外光谱数据进行降维处理，去除噪声和冗余特征。在实际应用中，用于红外光谱数据降维的方法有很多，比如主成分分析（PCA）、奇异值分解（SVD）、线性识别分析（LDA）、因子分析（FA）、独立成分分析（ICA），本文采用PCA对中药红外光谱数据进行降维，选择的是 Matlab 自带的降维函数 pca（），降维后红外光谱的数据维度是 10 维，以下为 PCA 降维过程。

　　30 味中药，每味中药有 1869 维红外光谱数据，相当于 30个样本，每个样本有 1869 个特征，这样我们建立一个 30×1869的矩阵作为样本数据集。我们选用 zscore（）函数对数据进行规格化处理；根据构建的样本矩阵计算协方差矩阵，得到一个1869×1869 的协方差矩阵，计算该协方差矩阵的特征值和特征向量；然后依据特征向量的贡献率来确定最终降维的数目 K，贡献率结果如图 2-2-3 所示。由图可知，前 10 个特征值的贡献率所占比重已经大于 99%，所以本文取 K 为 10，即将样本维度降到 10 维，构成一个 1869×10 的特征矩阵；将原样本矩阵 30×1869 和此特征矩阵相乘，计算得到降维后的新样本矩阵，这是一个 30×10 的样本矩阵，每个样本的特征维数均是 10。

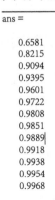

ans =

0.6581
0.8215
0.9094
0.9395
0.9601
0.9722
0.9808
0.9851
0.9889
0.9918
0.9938
0.9954
0.9968

图 2-2-3　特征值的贡献率

二、构建寒热药性分类模型

本文首先将 30 味中药（15 味寒性和 15 味热性）按照 7：3 的比例随机分成训练集和测试集，即训练集包含 21 味中药，其中寒性和热性药各 10 味左右，测试集包含 9 味中药。然后引入 k-近邻算法、支持向量机、朴素贝叶斯算法三种不同的机器学习算法构建中药寒、热药性预测模型，对测试集中中药的寒、热药性进行评价。本研究中，k-近邻算法、支持向量机、朴素贝叶斯算法分别选用 Matlab 自带的分类函数 fitcknn（）、fitcsvm（）、fitcnb（）实现。本研究通过预测准确率 ACC 评估分类模型的性能，预测准确率 ACC 的计算公式定义如下：

$$ACC = \frac{\sum_{j=1}^{N} \delta \ (t_j = y_j)}{N} \qquad (2.2)$$

其中，t_j 是计算得到的第 j 个中药的药性标签；y_j 是对应的第 j 个中药的真实药性标签。$\delta\ (x)$ 是一个函数，满足：如果 x 为真，$\delta\ (x) = 1$，否则 $\delta\ (x) = 0$。

三、中药寒热药性识别实验研究

1. k-近邻算法 本研究通过 Matlab 自带的分类函数 fitcknn（）构建 k-近邻算法模型对中药进行寒、热药性识别。在模型构建过程中，k-近邻算法中的参数 k-需要进行设置。本研究中，我们选择 k 值为 [1 3 5 7 9 11 13 15 17 19]，在随机选择训练集下，同一 k 值的模型重复运行 10 次，ACC 值取 10 次结果的均值，实验结果如表 2-2-2 所示。观察表中数据，中药寒、热药性预测准确率 ACC 随着近邻点数 k 的变化而变化，当 k 取 5 时，k-近邻算法分类模型预测效果最好，预测正确率达到 0.602，因此，我们最终取 k 值为 5。

表 2-2-2　k-近邻测试集预测准确率

k 值	ACC	k 值	ACC
1	0.562	11	0.397
3	0.576	13	0.415
5	0.602	15	0.486
7	0.553	17	0.435
9	0.431	19	0.424

2. 支持向量机　　本研究选用 Matlab 自带的 SVM 分类函数 fitcsvm（）构建支持向量机分类模型，对中药寒、热药性进行辨识。随机选择训练集，当训练集和测试集为 7∶3 时，将程序重复运行 10 次，记录 10 次的预测正确率，如表 2-2-3 所示。通过观察表中数据，中药寒、热药性预测准确率 ACC 最高为 0.778，通过计算得平均值为 0.622。表 2-2-4 列出了预测准确率为 0.778 时测试集的混淆矩阵，其中有两味寒性药被错误预测为了热性药。

表 2-2-3　SVM 测试集预测准确率

序号	ACC	序号	ACC
1	0.778	6	0.778
2	0.556	7	0.778
3	0.556	8	0.556
4	0.667	9	0.556
5	0.444	10	0.556

表 2-2-4　SVM 测试集混淆矩阵

实际值	预测值	
	寒性药	热性药
寒性药	2	2
热性药	0	5

3. 朴素贝叶斯方法　　本研究选用 Matlab 自带的朴素贝叶斯函数 fitcnb（）构建朴素贝叶斯分类模型，对中药寒、热药性进行识别。随机选择训练集，设计训练集和测试集比例为 7∶3，将程序反复运行 10 次，记录 10 次的预测正确率，如表 2-2-5 所示。通过观察表中数据，中药寒、热药性预测准确率 ACC 最高为 0.889，通过计算得平均值为 0.645。表 2-2-6 列出了预测准确率为 0.889 时的测试集的混淆矩阵，其中有 1 味寒性药被错误预测为了热性药。

表 2-2-5　朴素贝叶斯测试集预测准确率

序号	ACC	序号	ACC
1	0.889	6	0.556
2	0.444	7	0.889
3	0.556	8	0.778
4	0.556	9	0.556
5	0.778	10	0.444

表 2-2-6　朴素贝叶斯测试集混淆矩阵

实际值	预测值	
	寒性药	热性药
寒性药	3	1
热性药	0	5

三种中药寒热药性识别算法的预测准确率见表2-2-7。对比三种识别模型的中药寒、热药性预测准确率，我们发现朴素贝叶斯算法预测准确率最高，为0.645；其次是支持向量机，预测准确率为0.622；最后是 k 近邻算法，预测准确率为0.562，其中朴素贝叶斯算法的预测准确率明显高于其他两种算法，这表明朴素贝叶斯算法对中药红外图谱数据具有更好的分类性能。

表 2-2-7　不同方法下分类准确率

分类方法	ACC
k-近邻算法	0.602
SVM	0.622
朴素贝叶斯算法	0.645

四、讨论与结论

本研究通过中药红外光谱数据表征中药成分特征信息，构建 k-近邻算法、支持向量机和朴素贝叶斯三种机器学习模型，对中药寒热药性进行预测分析。实验结果发现，朴素贝叶斯模型具有最好的中药寒热药性预测性能。研究表明，基于红外光谱和机器学习技术识别中药寒热药性是可行的。

本文研究了基于中药红外光谱的寒热药性预测识别方案，证明了中药成分和中药寒热药性的相关性。本研究尚存在一些局限性。

1. 数据集样本的红外光谱数据维度达到1869维，而样本数量仅为30，所以这是典型的高维度、小样本数据，本文采用的是对整体进行降维，这样所得预测准确率不是很理想，后期还需改进算法，以提高分类准确率。

2. 本文分类模型建立过程中采用搜索法选择最优参数，比如 PCA 降维维数 K 以及 k-近邻算法的近邻数 k，这两个参数很大程度上受个人经验的影响。因此，后续可以改进算法，设计一种可以自动调节的优化算法，可以根据函数自身特点以及预测正确率确定最优参数。

3. 本文研究基于单溶剂红外光谱数据的中药寒热药性判别模型，而没有考虑其他溶剂或其他图谱的中药成分数据。但是，中药是多种成分或化合物的混合体，仅单纯地使用一种图谱可能无法完全反映中药成分的整体组成，探索多种溶剂、多种图谱技术联合判别中药药性是未来研究的方向。

第三章

基于中药成分特征相似性的寒热药性评价研究

作为传统中医药的核心理论之一，中药药性理论在近年来已经得到了广泛的探索与研究。中药药性理论将中药分为温、热、寒、凉四性，温与热、凉与寒只有程度的不同而没有本质的区别，因此，四性可以归纳为寒热两性。寒热药性是中药药性理论的重要组成部分，"寒者热之，热者寒之"表明中药的寒热辨证是中医治疗的重要依据，对指导中医临床用药具有重要意义。王振国教授的研究指出：药效决定了中药的寒热药性，而药效的基础是其所含物质成分，因此，物质成分是产生中药药性的基础。现代中药药性研究重点聚焦于中药寒热药性与物质成分相关关系的研究。

中药药性理论，尤其是寒、热药性理论是几千年来中医临床用药的经验总结。正确判别中药的寒、热药性对指导中医临床用药具有十分重要的作用。随着人工智能、机器学习等现代科学技术的发展，研究基于人工智能的中药药性判别成为热点。中药药性判别主要包含两方面的内容：一是如何表征中药成分信息；二是如何判别中药寒、热药性。中药成分的表征一直是研究的热点，取得了大量的成果。目前的中药表征主要包括：中药化学指纹图谱和中药化合物分子描述符等。中药的寒热药性预测识别研究报道较多，但是已有研究都是采用经典的通用的人工智能算法，构建预测模型，而不是针对中药特征数据构建专有预测模型，导致预测效果不够好。依据寒热药性相似的中药具有相同或者相似的物质基础的研究假说，量化中药成分的相似性，构建符合中医药数据特色的人工智能预测模型，对中药数据样本进行预测评价，可能会获得更好的评价性能。

相似性度量是推荐算法的关键技术之一，通过计算样本间的相似性，在已有样本数据库中寻找和未知样本具有相似属性的样本，研究者可以根据检索到的样本的属性对未知样本进行评估与判断。相似性的表征中非常重要的一种度量为距离度量，比如欧式距离、马氏距离等。在本研究中，我们探索构建相似性度量学习算法学习一个距离度量，该距离度量可以计算中药成分样本之间的相似性，从而用于中药药性的评价研究。

下面，我们先介绍距离度量学习的相关工作。在距离度量学习领域，最有代表性的工作是 Xing 等将度量学习公式化为凸优化问题，然后应用学习到的距离度量进行数据聚类任务。随后，关于此类距离度量学习的大量的研究工作已经被完成。相关成分分析（RCA）仅仅通过研究相关约束学习了一个全局线性变换。Davis 等提出基于信息论的度量学习算法来学习马氏距离（mahalanobis distance）函数，该距离可以处理各种约束，而且可以有选择地为距离函数引入一个先验。Weinberger 和 Saul 提出了一个大间隔最近邻的距离度量学习方法，通过学习马氏距离来为有标签数据进行 k-近邻分类。该距离度量学习的理论依据是：近邻的样本数据属于相同的类，而来自不同类的样本数据会被一个大的间隔分开。最近，Liu 等使用提升框

（boosting framework）学习一个距离度量，该距离度量考虑了医学图像的视觉相似性，使得医学图像检索的性能有了较大的提升。Ying 等提出了一个特征值优化框用于学习马氏距离度量。Hoi 等提出了一个拉普拉斯正则化度量学习方法来有效开发和处理无标签数据，然后应用生成的解进行图像检索和聚类。语义保持距离度量学习算法在一个统一特征空间中研究图像样本的互补的视觉相似性和成对约束。

　　在本研究中，紫外图谱数据被用于表征中药成分特征，皮尔逊相关系数和马氏距离度量被学习用于计算中药成分特征的相似性，改进的 k-近邻算法被用于构建中药寒热药性的评价模型。学习的相似性度量可以在构建的寒热药性评价模型中计算成分特征相似的 k 个中药样本，然后根据计算出的中药样本的寒热药性预测未知中药的药性。

第一节　基于紫外图谱皮尔逊相关的中药寒热药性评价研究

　　如前文所述，基于人工智能经典算法的中药寒热药性评价模型已经进行了广泛的研究，然而，这些模型并不是针对中药成分特征建立的专有评价模型，导致药性预测效果不好。依据"寒热药性相似的中药具有相同或者相似的物质基础"的研究假说，量化中药成分的相似性，构建符合中医药数据特色的人工智能预测模型，可能会获得更好的药性评价性能。工作流程如图 3-1-1 所示。

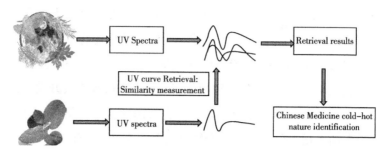

图 3-1-1　中药寒热药性评价工作流程

一、紫外图谱数据集

本研究的紫外指纹图谱数据集来自山东中医药大学开展的"973"计划项目——"中药药性基础理论问题研究"。该项目筛选了《神农本草经》《新修本草》等权威书籍中记载的 61 味寒热药性明确的典型中药，其中 30 味是寒性药，31 味是热性药。比如薄荷、侧柏为寒药，陈皮、苍术为热药。该项目测量了中药在 190 ～ 400nm 紫外波长下的吸收度。最后，获得了 61 味中药在四种溶剂（三氯甲烷、蒸馏水、无水乙醇和石油醚）下的紫外指纹图谱。图 3-1-2 显示了白芥子和葛根在石油醚溶剂中的紫外吸收曲线。

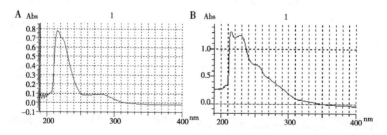

图 3-1-2　白芥子（A）和葛根（B）在石油醚溶剂中的紫外吸收曲线

二、紫外图谱相似性度量

随机变量的相关性通常用相关系数来表示，包括皮尔逊相关和斯皮尔曼相关。皮尔逊相关已广泛应用于脑区功能连接性的相关计算和化学指纹图谱的相似性测量，如光谱和色谱图。本研究拟利用皮尔逊相关计算不同中药紫外指纹图谱的相似性。皮尔逊相关系数越高，说明中药的相应物质组成具有越高的相似性，这也意味着中药的寒热药性可能是相同的。

皮尔逊相关是最常用的统计计算方法之一，它反映了两个变量之间的线性相关性。相关系数用来衡量两个变量之间的相关性，公式如下：

$$r = \frac{\text{cov}(x, y)}{\sigma_x \sigma_y} = \frac{\sum_{i=1}^{n}(x_i - \bar{x})(y_i - \bar{y})}{\sqrt{\sum_{i=1}^{n}(x_i - \bar{x})^2}\sqrt{\sum_{i=1}^{n}(y_i - \bar{y})^2}} \quad (3.1)$$

其中 x，y 是两个 n 维的变量，$x = (x_1, x_2, \cdots, x_n)$，$y = (y_1, y_2, \cdots, y_n)$．$\bar{x}$，$\bar{y}$ 分别表示两个变量的均值。$\text{cov}(x, y)$ 表示两个变量的协方差。σ_x，σ_y 分别表示 x，y 的标准差。从公式可以看出，相关系数是两个变量的协方差和标准差的商。

三、寒热药性评价模型

通过使用皮尔逊相关系数度量中药紫外图谱的相似性，一个基于相似性度量的检索方案被提出，用于中药寒热药性的预测。对于一个未知药性的中药，我们首先提取该中药的紫外图谱，然后根据皮尔逊相关系数计算该查询中药和数据库中药性明确中药的相似性。计算的皮尔逊相关系数被从小到大排序来搜索最相似的参考中药。K 个最相似的中药对应于和查询中药具有最大皮尔逊相关系数的参考中药。最后，一个寒性概率值（p）被计算度量查询中药的寒性程度，该寒性概率值是寒性中药的皮尔逊相关系数总和与检索到的最相似 K 个中药皮尔逊相关系数总和的比，公式如下（C 是寒性药的个数，H 是热性药的个数）：

$$p = \frac{\sum\limits_{a=1}^{C} PCC_a}{\sum\limits_{a=1}^{C} PCC_a + \sum\limits_{b=1}^{H} PCC_b}, \quad C+H=K. \tag{3.2}$$

根据提出的检索方案，给定一个阈值 0.5，如果 p 值大于 0.5，我们认定该查询中药是寒性的，否则，它是热性的。

四、性能评估

为了证明提出的寒热药性评价模型的有效性和可行性，大量的实验被设计评估检索方案的预测性能。实验从稳定性能和外推性能两方面比较了提出的评价模型与经典预测模型的评价性能，包括人工神经网络（artificial neural network，ANN）、极限学习机（extreme learning machine，ELM）和支持向量机（support vector machine，SVM）。本研究所有的实验评估都是在中药紫外图谱的环境下进行的，研究者可以根据检索和研究的紫外图谱相似的、寒热药性明确的中药来预测未知中药的药性。本研究首先比较了不同溶剂中药紫外图谱的药性评价性能，然后评估模型的药性评价性能，包括稳定性和外推性，最后比较了多个预测模型的性能。

在本文实验中有两种度量标准被用来评估提出算法的性能。第一个度量标准是稳定性评估（stability evaluation），它是在整个样本集中使用留一法计算得到。详细步骤描述如下。

　　首先，对于 61 味中药紫外图谱数据，1 味中药被挑选作为测试集，剩余 60 味中药被作为训练集。其次，计算查询中药和训练集中参考中药紫外图谱的相似性，筛选最相似的 K 味中药。然后，查询中药的寒性概率被计算，重复此过程计算每一味中药的寒性概率。最后，获得所有中药的寒性概率。稳定性评估使用 ROC（receiver operating characteristic）曲线和预测精度 ACC（prediction accuracy）评估模型的性能。ROC 曲线是通过改变寒性概率的阈值来生成的。ROC 曲线下的面积 AUC（Area under the ROC curve）被计算评估模型的性能。AUC 面积越大，性能越稳定。预测精度 ACC 的结果表明了正确分类中药寒热药性的概率。ACC 值计算公式如下：

$$ACC = \frac{number\ of\ correctly\ classified\ CMs}{total\ number\ of\ classified\ CMs} \tag{3.3}$$

　　第二种度量标准是外推评估（extrapolation evaluation），它表明了根据检索到的中药来评估未知中药的恶性程度。在本实验中，61 味中药被随机划分为训练集和测试集。训练集包含 40 味中药，其中寒性药和热性药分别为大约 20 味。剩余的 21 味中药被作为测试集。以测试集为查询中药，我们从训练集中检索了紫外图谱最相似的 K 味中药，然后计算查询中药的寒性概率。这些寒性概率被用于计算 ROC 曲线和 ACC 值以进行外推评估。所有实验根据随机选择的测试集重复 10 次，实验结果取 10 次实验的均值和方差。

五、实验结果

（一）四种溶剂药性识别性能比较

　　作为中药的紫外指纹图谱，紫外分光光度法可以鉴别中药中的复杂物质，并用于预测中药的寒热药性，这有助于定量研究中药成分组成与寒热药性的关系。

在本研究中，四种溶剂（三氯甲烷、蒸馏水、无水乙醇和石油醚）的中药紫外指纹图谱被应用于构建药性评价模型，以分析不同溶剂指纹图谱对中药寒热药性识别的影响。石油醚溶剂下紫外图谱的斯皮尔曼相关（spearman correlation）被计算作为比较参考（标记为"Spearman + PE"）。图3-1-3显示了四种溶剂下紫外图谱的寒热药性识别 AUC 曲线，Spearman+PE 是参考曲线。AUC 值被计算为检索到的紫外图谱相似的参考中药味数 K 的函数，这样我们获得了一个更全面的评价模型性能曲线。根据图3-1-3，石油醚溶剂下紫外图谱的寒热药性分类性能胜过了比较的其他3 个溶剂，这表明石油醚溶剂下紫外图谱具有更好的药性识别性能。当 K = 7 时，石油醚溶剂的 AUC 值达到了最高峰0.834。当 K<15 时，Spearman+PE 对中药寒热药性的识别性能低于石油醚溶剂，但优于其他溶剂。这说明皮尔逊相关更适用于度量石油醚溶剂下紫外图谱的相似度。无水乙醇和蒸馏水溶剂下中药寒热药性的识别率非常差，分别只有 0.636和 0.666，因此，无水乙醇和蒸馏水溶剂下的紫外图谱不能单独作为特征数据用于中药寒热药性的识别。表3-1-1显示四种溶剂下 AUC 分别处于最大值时的 ACC 值。对于石油醚溶剂下的紫外图谱，AUC 和 ACC 的最大值分别为 0.834 和0.754。然而，其他溶剂下或者斯皮尔曼系数下模型的预测精度均低于0.7，这表明它们对于中药寒热药性的识别性能糟糕。

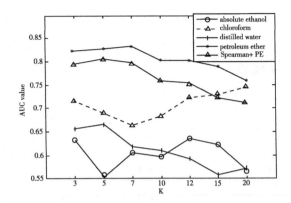

图 3-1-3　四种溶剂下中药寒热药性识别的 AUC 曲线

（K 为检索到的相似参考中药数目）

表 3-1-1　药性识别的 AUC 和 ACC 值

溶剂	AUC	ACC
无水乙醇	0.636	0.623
三氯甲烷	0.746	0.623
蒸馏水	0.666	0.656
石油醚	0.834	0.754
Spearman+PE	0.800	0.656

（二）模型性能评估

为了全面阐述和验证提出的预测模型在药性评价性能上的可行性和稳定性，本研究比较了提出的预测模型［检索方案（retrieval scheme，RS）］和经典分类模型（i.e.，SVM，ANN，ELM）及文献报告模型的药性分类性能。根据上一节的研究结果，石油醚溶剂下紫外图谱数据被作为研究对象。表 3-1-2 显示了 RS 模型和其他 3 个比较算法在药性识别性能中稳定性评估的比较。

首先，人工神经网络和极限学习机对寒热药性预测的能力较差。其次，支持向量机在寒热药性预测性能上优于人工神经网络和极限学习机。再次，提出模型 RS 的稳定性和评价性能优于经典分类模型。

表 3-1-2　稳定性能比较

Classifiers	AUC	ACC
ANN	0.663	0.590
SVM	0.795	0.738
ELM	0.587	0.525
RS	0.834	0.754

对于外推评估，表 3-1-3 显示了 RS 模型和经典算法模型的性能比较。根据表 2.3，外推评估实验的结论和稳定性评估实验的结论是一致的。首先，人工神经网络和极限学习机通过紫外图谱数据分类中药寒热药性的性能是糟糕的。其次，SVM 对中药寒热药性的识别性能高于 ANN 和 ELM，但是低于提出的 RS 模型。再次，RS 模型的药性识别性能胜过比较的经典预测性能。表 3-1-4 显示了 RS 和其他比较算法在 5% 置信水平上 AUC 值的统计显著性差异。该显著性差异采用非配对 t 检验计算 p 值。数据分析表明，RS 算法与其他比较算法的外推评价结果有显著性差异。

表 3-1-3　外推性能比较

Classifiers	AUC	ACC
ANN	0.650 ± 0.009	0.620 ± 0.010
SVM	0.795 ± 0.006	0.695 ± 0.009
ELM	0.658 ± 0.008	0.602 ± 0.007
RS	0.851 ± 0.006	0.767 ± 0.004

表 3-1-4　5% 显著性水平上 RS 和其他算法的 AUC 值的未配对 t 检验 p 值比较

	ANN	ELM	SVM
RS	1.03e-04	4.97e-06	0.012

（三）预测案例

外推评估被用于提供预测案例。两个根据 RS 模型返回的检索样本集显示于表 3-1-5。查询中药（第一行）和最相似的 $k=7$ 个检索参考中药被计算。完美的检索结果来自降序排列的皮尔逊相关系数。在第一列中，对于查询热性中药胡椒，检索到的 7 味参考中药都是热性的。因此，胡椒的寒性概率为 0，表明胡椒很可能是热性的。在第二列中，对于查询寒性中药瞿麦，检索到的中药中有 6 味是寒性的，1 味是热性的。因此，计算出瞿麦的寒性概率为 0.8586，说明瞿麦更可能是寒性的。根据预测实例，可以推断紫外光谱的相似性可以表征寒热中药成分的相似性。

表 3-1-5　来自检索方案的预测样例

（最相似的 $k=7$ 个检索参考中药按照 PCC 值进行排列,括号里面的是该味中药的药性）

Prediction examples	Medicines with hot nature	Medicines with cold nature
Query Chinese medicine	Fructus Piperis Alba (hot)	Dianthi Herba (cold)
	Alpiniae Officinarum Rhizoma (hot)	Platycladi Cacumen (cold)
	Santali Albi Lignum (hot)	Kansui Radix (cold)
	Citri Reticulatae Pericarpium (hot)	Siegesbeckiae Herba (cold)
Retrieved Chinese medicine	Euodiae Fructus (hot)	Mustard Seeds (hot)
	Chuanxiong Rhizoma (hot)	Sargassum (cold)
	Alpiniae Katsumadai Semen (hot)	Lophatheri Herba (cold)
	Atractylodis Rhizome (hot)	Taraxaci Herba (cold)

（四）总体预测性能

我们使用阈值为 0.5 的留一法评估提出的 RS 模型的总体预

测性能。ROC 曲线如图 3-1-4 所示，AUC 值为 83.4%，总体分类准确率为 75.4%（46/61）。寒热两类中药的预测准确率均接近于 75%。23.3%（7/30）的寒性药物被误分为热性药物，25.8%（8/31）的热性药物被误分为寒性药物。总体而言，预测结果显示了较好的预测性能。

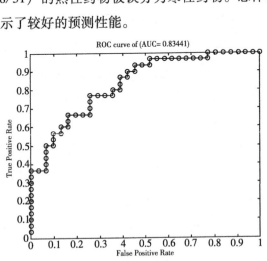

图 3-1-4　中药寒热药性预测的 ROC 曲线

六、讨论

本文研究了基于紫外图谱相似性度量的中药寒热药性预测识别方案。我们证明了根据中药成分的相似性可以确定中药的寒热药性，这是合理的、可行的。本研究具有很多独特的特性和实验观察。

第一，为了进行中药寒热药性的预测，61 味参考中药紫外图谱数据集被创建，其中每一味中药都具有明确的寒热药性。因此，数据集对中药寒热药性研究是可行的。

第二，寒热药性是中药药性理论的重要组成部分。在本研究中，我们探索了中药寒热药性与中药物质成分的相关关系。紫外图谱被用于表征中药成分特征。实验结果证明中药物质成分和寒热药性密切相关，可以用于寒热药性的预测研究。同时，我们推论中药成分是产生寒热药性的物质基础。

第三，根据紫外图谱的特性，我们设计了一个检索方案用于预测中药寒热药性。皮尔逊相关系数被用于度量紫外图谱的相似性。实验结果发现提出的 RS 方案胜过了比较的经典分类模型。潜在的可能解释为：①RS 模型是根据紫外图谱特征建立的专有分类模型；②根据中药成分是中药寒热药性物质基础的理论，RS 模型充分外挖掘了中药成分与中药药性的相关关系，并取得了较好的分类性能。

第四，在本研究中，提出 RS 方案的鲁棒性需要通过独立试验研究以证明可以支持未来的临床应用。对于一个智能预测系统，最终的目标是辅助研究者阅读和理解紫外图谱数据。较低的鲁棒性会导致系统对于独立测试集具有较低的有效性。提出的 RS 方案对于相同紫外波长范围内的测试中药的紫外图谱数据具有较高的鲁棒性。在未来研究中，更多的中药图谱数据会被采集以验证方案的鲁棒性。

如上所述，尽管本研究具有一些优点，但是也有一些局限性。第一，在本研究中，紫外图谱被用于研究中药成分构成。但是，红外光谱和液相色谱技术同样可以用于研究中药成分组成。利用这类图谱研究中药药性是未来研究的重点。第二，我们探索通过中药紫外指纹图谱的相似性预测寒热药性。中药紫外图谱数据是高维度和小样本数据。研究适合此类指纹图谱数据特征的预测模型是后续研究的重点。第三，由于本文研究的重点是紫外光谱的相似性，因此对紫外光谱特征的研究还不够深入。因此，后续将探索紫外图谱与其他有效的图谱特征融合，以进一步提高寒热药性识别性能。第四，基于指纹图谱的中药寒热药性识别非常复杂。在本研究中，61 味中药被提取紫外图谱数据。然而，这对于训练一个预测模型是不够的，提取更多的中药紫外图谱数据也是我们的工作方向。

七、小结

本文提出了一个符合中医药特性的寒热药性预测识别模型。与现有的经典分类模型不同，该模型是基于检索算法的，该算法通过检索的最相似的中药药性预测未知中药的药性。实验结果表明，该模型能较好地根据紫外图谱数据预测中药的寒热药性。

第二节　基于紫外图谱相似性的中药寒热药性评价研究

中药药性理论是中医药的核心基础理论，其中寒热药性是当前研究的重点。研究发现中药成分是产生药性的物质基础。因此，我们推断寒热药性相似的中药具有相似的物质基础。由于中药指纹图谱可以反映中药的物质成分，因此，当前热点集中于通过中药指纹图谱技术研究中药药性。为了验证上述假说，本文研究量化中药成分的相似性为指纹图谱的相似性，探索中药成分与寒热药性之间的关系。

首先，我们利用紫外指纹图谱分析 61 味寒热药性明确的中药（30味寒性药和31味热性药），见第二章。其次，一个距离度量学习算法被研究度量中药指纹图谱的相似性。再次，一个检索方案被提出构建预测识别模型用于中药寒热药性的识别。工作流程如图3-2-1所示。

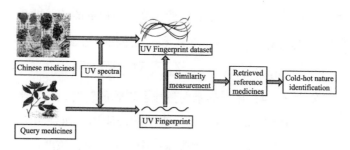

图3-2-1 基于特征相似性的中药药性评价流程

一、紫外图谱相似性建模

在本节中，我们研究中药寒热药性与中药成分组成之间的相关关系。为了验证"寒热药性相似的中药具有相同或者相似的物质基础"这一假说，我们研究量化中药成分的相似性，探索中药寒热药性的识别方法。中药紫外指纹图谱反映了中药物质成分的组成。因此，我们想要通过紫外指纹图谱揭示中药寒热药性与中药成分的相关关系。如果中药所含成分是相似的，则我们认定它们的药性也是相似的。因此，紫外指纹图谱相似的中药应该具有相似的寒热药性。

我们定义相似性度量为语义相关，在以前的研究中已经被应用于度量肺结节图像的相似性。如果两味中药都是寒性的，则它们是语义相似的。马氏距离被用于度量中药紫外指纹图谱的相似性。两味中药的马氏距离越小，则其指纹图谱的相似性越高。

二、距离度量学习

定义样本集 $X = \begin{bmatrix} x_1, & \cdots, & x_n \end{bmatrix} \in \Re^{d*n}$，其中 $x_i \in \Re^d$ 是样本集的第 i 个样本，n 是样本总数。为了更好地表示，我们表示距离度量 $d_M(x_i, x_j)$ 为样本 x_i 和 x_j 之间的马氏距离，定义为：

$$d_M(x_i, x_j) = \sqrt{(x_i - x_j)^T M(x_i - x_j)} \qquad (3.4)$$

在公式（3.4）中，^{T} 表示向量或者矩阵的转置，M 是半正定矩阵。如果 $M = I$，$d_M(x_i, x_j)$ 表示欧氏距离。如果 M 是严格的对角矩阵，$d_M(x_i, x_j)$ 则表示一个距离度量，该度量的不同的坐标轴具有不同的权值。更一般地说，$d_M(x_i, x_j)$ 表示马氏距离度量的集合。因为 M 是半正定矩阵，可以被分解为 $M = AA^T$，因此，等式（3.4）可以被重写为：

$$d_M(x_i, x_j) = \sqrt{(x_i - x_j)^T AA^T(x_i - x_j)} = \parallel A^T(x_i - x_j) \parallel \quad (3.5)$$

因此，学习这样一个距离度量实际上等价于在原始高维空间中寻找样本间欧式距离的一个变换矩阵 A。在最近几年，一系列技术已经被提出根据训练数据集学习这样一个最优的马氏距离度量 $d_M(x_i, x_j)$。我们希望根据语义相关学习变换矩阵 A。

三、相似性度量

我们定义相似性度量为语义相关。语义相关可以由"边信息（side information）"来表示，这意味着如果两味中药的药性（寒或热）是相同的，则它们是语义相关的。因此，我们根据语义相关学习变换矩阵 A。

对于语义相关，它描述了类的可分性，要求类间散度增加或者类内散度减小时，类的可分性增加。这可以通过微分散射判别准则进行描述［differential scatter discriminant criterion（DS-DC）］，定义为：

$$A = \arg \max_{A^T A = I} \left(tr\left(A^T S_B A\right) - \rho tr\left(A^T S_W A\right) \right) \tag{3.6}$$

等式可以变换为：

$$A = \arg \min_{A^T A = I} \left(tr\left(A^T S_W A\right) - \rho tr\left(A^T S_B A\right) \right)$$

$$= \arg \min_{A^T A = I} \left(tr\left(A^T \left(S_W - \rho S_B\right) A\right) \right) \tag{3.7}$$

在公式（3.7）中，S_W 是类内散度矩阵，S_B 是类间散度矩阵。ρ 是一个非负的调整参数，它平衡了类内散布最小化和类间散布最大化的相对优势。学习到的矩阵 A 就是变换矩阵 A，然后我们可以计算样本间的马氏距离。

最后，公式（3.7）中最优解投影矩阵 A^* 可以通过对矩阵 $S = S_W - \rho S_B$ 特征值分解计算得到，投影矩阵 A^* 可以通过对应于矩阵 S 的最小 k 个特征值的特征向量进行构建。

四、检索算法

检索算法

给定数据集 $X = \left[x_1, x_2, \cdots, x_n\right] \in \mathbb{R}^{d*n}$，分类数目 C

1. 特征值分解计算公式（3.7）获得投影矩阵 $A*$ 和对应于 k 个最小特征值的特征向量

2. 根据公式（3.5）计算样本 x_i 和 x_j 的马氏距离 $d\left(x_i, x_j\right)$

3. 将计算的马氏距离 $d\left(x_i, x_j\right)$ 按照由小到大的顺序排列，检索结果对应马氏距离最小的样本

五、基于检索方案的寒热药性预测

根据学习到的马氏距离，一个基于相似性度量的检索方案

被提出预测中药寒热药性。对于一个未知查询中药的药性，我们首先提取中药的紫外吸收度，然后计算查询中药和数据库中药性明确的参考中药紫外图谱之间的相似性。计算的马氏距离被按照递增的顺序进行排列，以检索最相似的参考中药。K 味最相似的中药对应与查询中药马氏距离最小的 K 味参考中药。每一个查询中药被给定一个权值因子以表示相似因子。权值因子被定义为：

$$W_k = \frac{1}{d_k}, \ k=1, \ \cdots K \qquad (3.8)$$

d_k 是查询中药和第 k 味参考中药的马氏距离。最后，一个寒性概率值被计算表示查询中药的寒性程度，它是检索出的寒性中药的权值因子的加和与检索出的 K 味最相似中药的权值因子加和的比值。公式定义如下（C 是寒性中药的数量，H 是热性中药的数量）：

$$p = \frac{\sum_{a=1}^{C} W_a}{\sum_{a=1}^{C} W_a + \sum_{b=1}^{H} W_b}, \ C+H=K \qquad (3.9)$$

给定阈值 $P_T = 0.5$，如果 $p \geqslant P_T$，我们认定该查询中药是寒性的，否则，我们认为该查询中药是热性的。

六、性能评估

在本节，为了验证提出检索方案识别中药寒热药性的可行性，大量的实验被设计评估检索方案的可行性。我们比较了提出的方案和最新的分类模型，包括极限学习机（extreme learning machine，ELM），人工神经网络（artificial neural network，ANN）

和支持向量机（support vector machine，SVM）。本文所有的实验评估都是在已构建的中药紫外图谱数据集环境下进行的。本应用可以根据紫外图谱相似的检索药性明确的参考中药以测试未知药性中药的药性。在本研究中，我们首先比较了不同溶剂中药紫外图谱的药性识别性能，选择具有最优药性识别性能的溶剂下的紫外图谱作为研究对象。然后，我们设计实验，评估提出的方案的性能，即稳定性评估。再次，我们通过实例阐明提出的方案。最后，一个独立的数据集被用于测试提出算法的鲁棒性。

在我们的实验中，稳定性被用于分析提出方案的药性识别性能。稳定性评估具体细节参见 2.2.4。ROC 曲线下的面积 AUC（area under the ROC curve）被计算评估模型的性能。AUC 面积越大，性能越稳定。评价精度 ACC 的结果表明了正确分类中药寒热药性的概率。ACC 值计算公式如下：

$$ACC = \frac{number\ of\ correctly\ classified\ CMs}{total\ number\ of\ classified\ CMs} \quad (3.10)$$

AUC 和 ACC 值被用于评估模型的稳定性。

七、实验结果

（一）不同溶剂的性能评估

中药化学指纹图谱反映了中药的物质成分组成。紫外图谱作为中药指纹图谱的一种，可以被用于预测识别中药的寒热药性。在本研究中，我们根据中药紫外图谱构建实验，定量分析中药物质成分和中药寒热药性之间的关系。

在本文中，四种不同溶剂（蒸馏水、三氯甲烷、石油醚和无水乙醇）中药紫外图谱的药性分类性能被分析以选择最优溶剂下的紫外图谱数据。图 3-2-2 显示了不同溶剂下中药紫外图谱药性分类的 ACC 值曲线。ACC 值被计算为检索到的参考中药数目（K）的函数，以获得一个更全面的曲线来评估模型的性能。在图 3-2-2 中，石油醚溶剂下 ACC 值曲线优于比较的其他溶剂，这表明石油醚溶剂下的中药紫外图谱具有最好的寒热药性识别性能。当 K 设置为 7 时，石油醚溶剂下 ACC 值曲线有一个峰值，药性识别性能最大值达到了 0.803。根据无水乙醇溶剂下的 ACC 值曲线，该溶剂下的紫外指纹图谱具有最低的预测性能。蒸馏水和三氯甲烷溶剂下的中药药性识别低于石油醚溶剂，但是优于无水乙醇。根据图 3-2-2，蒸馏水和三氯甲烷溶剂下的 ACC 最大值都是 0.656。因此，两种溶剂的寒热药性预测性能是糟糕的。

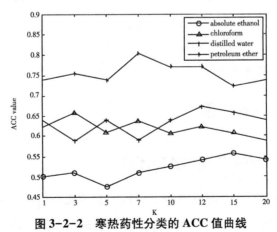

图 3-2-2　寒热药性分类的 ACC 值曲线

注：K 是检索到的参考中药的数目

在本研究中，公式（2.6）中的参数 ρ 被评估对于中药寒热药性评价的影响。ρ 值被设计在 $[10^{-3}, 10^{-2}, 10^{-1}, 1, 5, 10,$ $10^2, 10^3]$ 范围中。图 3-2-3A 显示了石油醚溶剂下不同 ρ 值对应的 ACC 曲线。从图中可以得出结论：性能曲线具有很小的波动，当 ρ 值被设定为 5 时，ACC 值达到最大值。特征向量的维度 k 的范围设定在 $[50 \ 100 \ 150 \ 200 \ 210]$。根据图 3-2-3B，随着维度 k 的增大，ACC 值会增大。最大分类性能（ACC 值）对应最大维度 $k=210$。

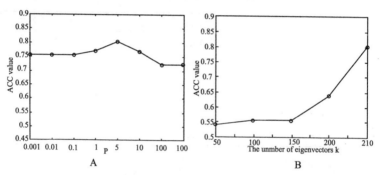

图 3-2-3　石油醚溶剂下对应不同 ρ 和 k 的 ACC 值曲线

（二）模型性能评估

为了证明提出的检索方案在寒热药性评价中的可行性和稳定性，本研究比较了提出方案（the retrieval scheme, denoted as "RS"）和经典分类模型（i.e., ANN, SVM, ELM）或者在药性评价中使用模型在寒热药性识别的性能。所有比较的算法都是根据数据集训练的最优参数。根据上一章节的结果，石油醚溶剂下紫外图谱被用于寒热药性评价研究。表 3-2-1 显示了 RS 模型和其他算法药性评估的稳定性性能比较。皮尔逊相关 [Pearson correlation coefficient（PCC）] 被作为度量紫外图谱相似性的比较参考。根据寒热药性的预测结果，我们可以结论如下：①我们提出的检索方案在药性预测性能上是最好的。特别地，RS 和 PCC 的药性识别性优于其他的比较算法。这表明相似紫外图谱的中药具有相似的药性。②在中药紫外图谱数据下，人工神经网络和极限学习机的药性识别性能是糟糕的。③支持向量机的药性识别性能优于人工神经网络和极限学习机，但是低于我们提出的方案。④我们提出方案的稳定性是最好的。

表 3-2-1　模型稳定性比较

Classifiers	AUC	ACC
ANN	0.663	0.590
SVM	0.795	0.738
ELM	0.587	0.525
PCC	0.834	0.754
RS	0.850	0.803

（三）　预测案例

留一法被用于研究获取预测案例。两个检索中药案例如表 3-2-2所示，包括查询中药（第一行）和最相似的 $k=7$ 参考中药。寒性药 [地肤子（DiFuZhi（Kochiae Fructus）] 和热性药荜茇 [BiBa（Piperis Longi Fructus）] 被选择作为检索案例以阐释寒热药性的原理。检索到的最相似中药是根据提出的检索方案计算的，然后按照马氏距离降序排列，最相似中药对应马氏距离最小的 $k=7$ 个中药。第一行中，查询药是荜茇。它检索的最相似参考中药都是热性的，寒性概率计算为 0，表明查询中药大概率是热性的。第二行中，查询中药是地肤子。检索结果为 6 味寒药和 1 味热药，寒性概率计算为 0.9464，表明查询中药大概率为寒性的。预测案例表明图谱的相似性可以表征药性的相似性。

表 3-2-2 基于 RS 模型的预测样例

（最优的 $k=7$ 的检索参考中药按照马氏距离单调递增的顺序排列，括号中是该味中药的寒热药性）

Prediction examples	Medicines with hot nature	Medicines with cold nature
Query CM	Piperis Longi Fructus（hot）	Kochiae Fructus（cold）
	Ligustici Rhizoma et Radix（hot）	Taraxaci_Herba（cold）
	Notopterygii Rhizoma et Radix（hot）	Dianthi Herba（cold）
	Euodiae Fructus（hot）	Isatidis Folium（cold）
Retrieved reference CMs	Atractylodis Rhizome（hot）	Ephedrae Herba（hot）
	Nardostachyos Radix et Rhizoma（hot）	Menthae Haplocalycis Herba（cold）
	Fructus Piperis Alba（hot）	Kansui Radix（cold）
	Mustard Seeds（hot）	Radix alizaris（cold）

（四）整体预测性能

在本文中，我们对提出的检索方案进行了全面的评估。表 3-2-3显示了 61 味中药的预测混淆矩阵。整体分类准确率为 80.3%（49/61）。寒性中药的预测准确率为 86.7%（26/30），然而热性中药的预测准确率为 74.2%（23/31）。根据这一结果可以看出，我们提出的方案对于寒性中药具有较好的预测效果。61 味中药的召回率、精确率和 F-score 如表 3-2-4 所示。总体来说，提出的方案具有较好的预测识别性能。

表3-2-3 61味中药识别的混淆矩阵

Ground Truth	Identification	
	Cold	Hot
Cold	26	4
Hot	8	23

表3-2-4 61味中药识别的召回率、精确度和F-score

	Cold	Hot
Recall	74.2%	86.7%
Precision	86.7%	74.2%
F-score	80.0%	80.0%

（五）提出方案的鲁棒性

一个独立的数据集被用于测试提出方案的鲁棒性。在本数据集中，分子描述符被计算表征中药化合物，包括摩尔质量（molweight）、h受体（h acceptors）、h供体（h donors）、极性表面积（polar surface area）、可旋转键（rotatable bonds）、Sp3原子（Sp3 atoms）、对称原子（symmetric atoms）和胺（amines）。详细的处理过程见参考文献。数据集包含534种寒性中药化合物和724种寒性中药化合物。表3-2-5显示了1258种中药化合物的药性识别混淆矩阵。整体分类准确率为81.1%（1020/1258）。寒性中药化合物的预测精度为83.0%（443/534），热性中药的预测精度为79.7%（577/724）。实验结果证明，提出的方法具有很好的鲁棒性。总体而言，我们的方案具有较好的预测性能。

表 3-2-5 中药化合物药性识别的混淆矩阵

Ground Truth	Identification	
	Cold	Hot
Cold	443	91
Hot	143	577

八、讨论

在本章中，我们研究了基于紫外图谱检索方案的中药寒热药性预测模型的可行性。实验结果证明，通过紫外图谱相似性识别未知中药寒热药性是有效的。同时，实验结果验证了寒热药性相似的中药具有相同或者相似的物质基础的假说。

总体来说，我们方案的优势如下：①为了实现中药寒热药性的预测识别，61 味中药的紫外图谱数据集被构建出来，其中每一味中药都有明确的寒或热的药性。因此，应用本数据集对于中药寒热药性进行预测是可行的和有效的。②寒热药性理论是中药药性理论的核心。在本研究中，我们研究了中药物质成分组成和寒热药性的相关关系。中药物质成分由紫外图谱表征。实验结果表明，中药物质成分和中药药性存在相关关系，这有助于通过成分研究中药药性。更进一步，我们证明了中药所含成分决定中药的寒热药性。③根据中药紫外指纹图谱的特性，我们提出一个检索方案来识别寒热药性。距离度量被用于研究计算中药紫外图谱的相似性。实验结果显示我们的方案准确率最好。可能的解释为，我们的方案充分挖掘了中药成分和寒热药性的相关关系。④中药化合物寒热药性识别实验充分证明了提出的检索方案的鲁棒性，为未来临床应用打下了基础。对于一个智能辨识模型，我们的目标是辅助研究者阅读中药指纹图谱和识别中药寒热药性。如果一个辨识模型对于独立中药数据集的鲁棒性很低，则该模型是不可行的。我们通过实验证明了提出的模型具有较高的鲁棒性。未来，更多的中药指纹图谱数据将会被提取验证本模型的鲁棒性。

　　然而，我们的研究仍然存在一些局限性：①本研究只关注于中药紫外指纹图谱表征中药，其他的指纹图谱技术并没有在本研究中涉及。中药是一个化合物的混合体，因此，单一指纹图谱并不能反映中药化合物的整体组成。在未来，我们希望使用多图谱联合，分析中药的寒热药性。②我们研究基于距离度量的中药紫外图谱的相似性。中药紫外图谱数据具有高维度和小样本的特性，根据这一特性设计预测模型是未来研究的重点。③我们的研究聚焦于探索基于检索方案的寒热药性分类模型，对于中药成分特征并没有充分研究。后续，我们将整合更多有效的图谱特征数据来提升中药药性的分类性能。

　　我们的研究不仅给出了寒热药性识别的方法，也给出了一种中药寒热药性标志物研究的新方案。寒热药性标志物是一个新的概念，表明中药成分与寒热药性的密切相关。根据我们的识别方案，我们希望寻找相同药性条件下成分相似的中药。这样的几味中药中共同拥有的相同成分，可能就是这几味中药的寒热药性标志物。

九、小结

　　在本研究中，一个检索方案被提出，以预测、识别中药寒热药性。距离度量学习算法被引入，研究中药成分的相似性。

根据微分散射判别准则，中药成分的相似性被量化为马氏距离度量。最后，一个基于相似性度量的中药寒热药性识别模型被建立，用于评价中药的寒热药性。根据中药成分特性，我们方案的中药寒热药性识别性能优于经典的分类模型。大量的实验证明，中药寒热药性和中药成分密切相关。

第三节 本章总结

本章内容主要是根据假说"寒热药性相似的中药具有相同或者相似的物质基础"展开研究，量化中药成分的相似性为皮尔逊相关或者马氏距离度量。本研究通过中药紫外指纹图谱表征中药成分，然后通过皮尔逊相关或者学习的马氏距离度量中药成分的相似性，在学习的相似性度量的基础上，建立了中药寒热药性的预测判别模型。本文通过大量的实验验证了上述假说的可行性，研究发现成分相似的中药，寒热药性很大概率也是相似的。实验结果证明了所提出算法的有效性。

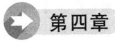

第四章
基于多溶剂紫外图谱融合的中药寒热药性评价研究

    上一章使用了皮尔逊相关和距离度量量化中药成分的相似性，进而构建中药寒热药性评价模型，对未知中药的药性进行评估分析。两种方法分别从不同的角度研究中药寒热药性的物质基础，证明中药物质成分与寒热药性密切相关。总而言之，中药寒热药性的识别研究主要包含两部分内容：中药成分特征表示和寒热药性判别。

    中药成分的特征表示主要由中药指纹图谱获得。单一溶剂的紫外图谱无法提取中药成分的整体信息，通过多种溶剂紫外图谱分离中药成分，更能够获取中药成分的整体信息。但是，将多溶剂指纹图谱信息直接连接为一个向量可能不是最优的，因此多溶剂指纹图谱融合用于判别中药寒热药性是一个亟须解决的关键问题。除了多溶剂指纹图谱融合问题，如上所述，中药成分相似性度量是另外一个需要解决的关键问题。因为传统的距离度量学习是基于数据样本是由单一特征向量表征的假说，它对于多特征向量是无能为力的。由于多特征向量通常具有不同的物理性质，直接连接多特征向量为一个长的特征向量不是最优的选择，这会导致维度灾难和过拟合问题。

    本章探索多溶剂相似性度量方案用于识别中药寒热药性。首先以距离度量学习算法学习马氏距离，以度量单溶剂紫外图谱的相似性，然后分别以多数投票算法和多溶剂融合优化算法两种方法进行多溶剂紫外图谱的融合，以学习中药多溶剂图谱的互补特性。最后，分别建立多溶剂图谱的中药寒热药性评价方法。AUC值和分类精度被用于评估提出的中药寒热药性评价方法的性能。

第一节 中药成分相似性量化建模及寒热药性预测分析

中药药性理论，尤其是寒、热药性理论是几千年来中医临床用药的经验总结。正确判别中药的寒、热药性对指导中医临床用药具有十分重要的作用。现代中药药性研究重点聚焦于中药寒热药性与物质成分相关关系的研究。虽然中药的寒热药性预测识别研究报道较多，但是已有研究都是采用经典的通用的人工智能算法，构建预测模型，而不是针对中药特征数据构建专有预测模型，导致预测效果不好。依据寒热药性相似的中药具有相似的物质基础，本课题重在研究中药寒热药性与物质成分的相关关系，通过多溶剂紫外图谱数据表征中药成分，量化中药成分相似性为距离度量，针对中药药性数据的高维和复杂性，构建符合中医药数据特色的人工智能预测模型，对中药数据样本进行预测识别。

一、寒热药性识别模型构建

（一）中药成分相似性量化建模

依据假说：寒热药性相似的中药具有相同或者相似的物质

基础。本课题拟通过量化中药成分的相似性，探索中药寒热药性的判别方法，研究中药物质成分和中药药性的相关关系。相似性度量已经被广泛应用于肿瘤之间的相似性计算，以及化学指纹图谱如光谱、色谱的相似性测量。通过相似性度量可以在已有数据库中寻找和未知样本特性相似的样本集，然后根据相似样本的特性分析未知样本的特性，从而为研究者在评估前提供参考。

相似性度量方法中，欧氏距离认为特征向量中的每个变量对于欧式距离的贡献是相同的，表示的是特征向量之间的平均几何距离。而马氏距离是根据特征向量中每个变量的方差来评估变量之间的距离，方差较大的变量在马氏距离计算中具有较大的贡献。在实际应用中，特征向量中的每一个变量的贡献是不同的，尤其是在中药的各种成分中，有的组成成分对于药性的贡献较大，而有的成分对于药性的贡献较弱甚至没有，为了区别对待不同中药成分对于药性的贡献，因此我们选用马氏距离。

中药紫外指纹图谱数据在一定程度上反映了中药物质成分特性，因此，本研究拟用马氏距离计算不同中药紫外吸收曲线的相似性。马氏距离越小，表明曲线越相似，则对应中药的物质成分越相似，那么中药的寒热性可能就是相同的。

本课题中药成分相似定义为语义相关，即两个样本具有相同的药性，则认为两个样本是语义相关的。从距离度量的角度来讲，语义相关要求在整体上相同药性的中药图谱的距离越近越好，不同药性的中药图谱的距离越远越好。本课题通过距离度量学习算法构建马氏距离。定义数据集 $C = \{x_1, x_2, \cdots,$

$x_n\}$，n 是样本个数。$x_i \in R^m$ 是一个具有 m 维向量的样本。则任意两个样本 x_i 和 x_j 之间的马氏距离定义如下：

$$d_M (x_i, x_j) = \| A^T (x_i - x_j) \| \qquad (4.1)$$

根据公式（4.1），马氏距离相当于欧式空间中样本距离的数据变换，计算任意样本之间的马氏距离需要学习变换矩阵 A。根据成对约束（pairwise constraints）的定义，我们将样本集分为两部分，一是等值约束数据集，定义为：

$S = \{ (x_i, x_j) \mid x_i$ 和 x_j 具有相同的药性$\}$

二是非等值约束数据集，定义为：

$D = \{ (x_i, x_j) \mid x_i$ 和 x_j 具有不同的药性$\}$

定义 $y_i = A^T x_i$ 是样本 x_i 通过变换矩阵 A 得到的新空间的特征表示。在原始样本映射到新的空间后，在新空间中，要求相同药性的中药图谱样本距离越近越好，因此，等值约束数据集 S 中所有相同药性样本对满足：

$$\begin{aligned}
A &= \arg \min \left(\sum_{(x_i, x_j) \in S} (y_i - y_j)^2 \right) \\
&= \arg \min tr \left(\sum_{(x_i, x_j) \in S} (A^T x_i - A^T x_j)^2 \right), \qquad (4.2) \\
&= \arg \min tr \left(A^T \sum_{(x_i, x_j) \in S} (x_i - x_j)(x_i - x_j)^T A \right)
\end{aligned}$$

同样的，在新空间中，要求不同药性的中药图谱样本距离越远越好，因此，非等值约束数据集中所有不相同药性样本对满足：

$$\begin{aligned}
A &= \arg \max \left(\sum_{(x_i, x_j) \in D} (y_i - y_j)^2 \right) \\
&= \arg \max tr \left(\sum_{(x_i, x_j) \in D} (A^T x_i - A^T x_j)^2 \right), \qquad (4.3) \\
&= \arg \max tr \left(A^T \sum_{(x_i, x_j) \in D} (x_i - x_j)(x_i - x_j)^T A \right)
\end{aligned}$$

合并等式（4.2）和（4.3），可得：

$$A = \arg\max \ tr \left(A^T \left[\sum_{(x_i, x_j) \in D} (x_i - x_j)(x_i - x_j)^T \right] \right) - \lambda \left[\sum_{(x_i, x_j) \in S} \right.$$

$$\left. (x_i - x_j)(x_i - x_j)^T \right] A \right) \tag{4.4}$$

$$s.\ t.\ A^T A = I$$

其中，λ 是一个均衡参数。

公式（4.4）表示将原始空间中的样本映射到新的特征空间后，相同药性的中药图谱样本距离越近越好，而不同药性的中药图谱样本距离越远越好。满足这样要求的变换矩阵 A 可以用于计算马氏距离。公式（4.4）是一个最优化求解问题，添加正交变换约束 $A^T A = I$，矩阵 A 可以通过公式（4.4）的特征值分解求得。最优解 A^* 由最大 k 个特征值对应的 A 特征向量构建。进而可以根据公式（4.1），求得任意两个样本之间的马氏距离。

（二）多溶剂寒热药性预测模型

单溶剂中药紫外指纹图谱并不能完整表征中药物质成分，因此，多溶剂紫外指纹图谱技术被用来综合表征中药物质成分，从而有利于充分反映中药的物质基础。因此，本研究首先根据单一溶剂，使用距离度量学习算法计算得到的马氏距离来度量紫外图谱的相似性，并计算该未知中药药性的预测概率值，然后通过集成学习算法将多个预测结果进行融合，构建基于中药成分相似性度量的寒热药性预测模型。模型构建过程如下：

首先，对于每一种溶剂的中药指纹图谱，由距离度量学习算法学习最优马氏距离度量，计算药性未知中药与数据库中药性已知中药的马氏距离，寻找中药成分相似的中药样本。

其次，按照马氏距离由小到大排列，筛查成分最相似的 K 味参考中药材。这 K 味参考中药对应马氏距离最小的 K 味中药。

然后统计 K 味参考中药材中寒性中药的数量 N，一个寒性概率值 p 被用来评估未知中药的寒性程度，计算公式如下：

$$p = N/K \qquad (4.5)$$

设定阈值为 0.5，如果 p 值大于 0.5，我们认定该中药为寒性（标签为 0），否则，我们认定该中药为热性（标签为 1）。

最后，每一种溶剂可以计算得到一个该中药的寒热药性标签。同时根据公式（4.5）获得的寒性概率值，通过集成学习中的多数投票算法，确定该中药的药性。多数投票算法公式计算如下：

$$H(X) = \begin{cases} 0, \\ 1 \end{cases} \quad \begin{array}{l} if \sum_{i=1}^{m} h_i^j(x) > 0.5 \sum_{k=1}^{R} \sum_{i=1}^{m} h_i^k(x); \\ otherwise。 \end{array} \qquad (4.6)$$

其中，m 为溶剂数，R 为药性类别数。$h_i^k(x)$ 为样本 x 通过基学习器 $h_i(x)$ 在寒性类别 k 上的输出（即药性概率值），j 为寒性类。很明显，在本研究中四种溶剂和寒热两种类别，$0.5 \sum_{k=1}^{R} \sum_{i=1}^{m} h_i^k(x) = 2$。

中药寒热药性预测算法

给定中药紫外图谱样本集 $X = [X_1, X_2, \cdots, X_m]$，$X_i$ 为第 i 种溶剂的紫外图谱数据，$m = 4$ 为溶剂数。$X_i = [x_{i1}, x_{i2}, \cdots, x_{in}] \in R^{d*n}$，$n$ 为样本个数，d 为样本维度，寒热药性类别数 $R = 2$。样本集划分为训练集 A_1 和测试集 A_2。

1. 对公式（4.4）进行特征值分解，获取最大的 k 个特征值及对应的特征向量，构建最优变换矩阵 A^*。

2. 根据公式（4.1）分别计算测试集样本和训练集样本之间的对应四种溶剂的马氏距离矩阵 d_m。

3. 根据计算得到的马氏距离计算训练集中最相似的 K 味中药，然后根据公式（4.5）计算该四种溶剂对应的该中药的寒性概率及寒热药性标签。

4. 根据公式（4.6）对四种溶剂的寒性概率进行融合，通过集成学习多数投票方法最终确定该中药的药性。

二、实验研究

（一）模型评价

1. 模型的稳定性评价 采用交叉验证的留一法来评价模型判别的稳定性。详细步骤如下。

（1）对于数据库中的 61 味中药的紫外图谱数据，选择其中 1 味中药样本作为测试集，其他 60 味作为训练集，将测试集数据在训练集中进行相似性搜索，寻找紫外图谱最相似的 K 味中药，然后计算测试集数据的寒性概率值。

（2）重复上述过程，直到每一味中药都计算得到寒性概率值。这样，每种溶剂的指纹图谱获得 61 个寒性概率值及该中药的 61 个标签。

（3）对于单一溶剂，这些寒性概率值可以被用来绘制受试者特征曲线（ROC 曲线），61 个标签可以用来计算模型的预测准确率（accuracy，ACC）。计算 ROC 曲线下的面积（area under the ROC curve，AUC），面积越大，模型越稳定。对于药性的多溶剂综合分析，则需要通过集成学习分析中药的寒性概率值，计算中药的药性标签，并根据预测准确率（ACC）评估模型。预测准确率（ACC）计算公式如下：

$$ACC = \frac{\sum_{j=1}^{N} \delta\ (t_j = y_j)}{N} \tag{4.7}$$

其中，t_j 是计算得到的第 j 个中药的药性标签，y_j 是对应的第 j 个中药的真实药性标签。$\delta\ (x)$ 是一个函数，满足：如果 x 为真，$\delta\ (x) = 1$，否则 $\delta\ (x) = 0$。

2. 模型的外推评价 将 61 味中药随机划分为训练集和测试集，其中训练集含中药 40 味（寒性药和热性药各约 20 味），测试集含中药 21 味。由测试集样本到训练集中搜索最相似的 K 味中药，计算测试集中药样本每种溶剂对应的寒性概率及中药药性标签。对于单溶剂，可以计算 ROC 曲线下的面积 AUC 和预测准确率 ACC。对于多溶剂，则根据集成学习算法计算预测准确率 ACC。预测准确率越高，外推性能越好。

（二）模型建立

在模型建立的过程中，提出的模型需要设置参数 λ（均衡参数）和参数 K（搜索出的最相似中药的味数），石油醚溶剂指纹图谱被作为研究对象。设定 λ 取值范围为 $[10^{-3}, 10^{-2}, 10^{-1}, 1, 10, 10^{2}, 10^{3}]$，稳定性评价中的留一法被用于测试参数 λ，图 4-1-1A 显示了 λ 取不同值时对应的预测准确率。从图中可以看出 λ 取 1 时，模型预测准确率最高。设定 K 为 $[3, 5, 7, 10, 12, 15, 20]$，图 4-1-1B 显示了对应于不同 K 的模型稳定性评估。从整体性能来看，当 K 取 7 时，模型的预测效果最好。

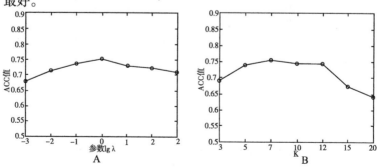

图 4-1-1 分别对应于不同的 λ 和 K 的模型 ACC 值

（三）不同溶剂下紫外图谱的药性识别比较

紫外光谱技术作为一种中药指纹图谱，能够标识中药中的复杂物质成分，并用于识别中药药性，这有助于定量研究物质成分与药性之间的相关关系。

本研究将不同溶剂（三氯甲烷、蒸馏水、无水乙醇、石油醚）下的紫外图谱数据代入构建的预测模型中，分析不同溶剂下紫外光谱技术对药性识别的影响。图4-1-2显示了四种溶剂下紫外图谱数据药性识别的 ROC 曲线。表4-1-1显示了四种溶剂下的中药药性识别的 ROC 曲线下面积和预测准确率。从图和表中可以看出，四种溶剂中石油醚溶剂下的紫外图谱数据可以更好地识别中药药性，石油醚溶剂下的 ROC 曲线面积达到了0.883，预测准确率达到0.754。三氯甲烷和蒸馏水溶剂下的 ROC 曲线面积接近，但是蒸馏水溶剂下模型的预测准确率高于三氯甲烷。而无水乙醇溶剂下的中药药性识别率最低，ROC 曲线下的面积只有0.673，预测准确率仅0.510。无水乙醇溶剂下的数据已经无法作为特征数据单独用于识别中药药性。

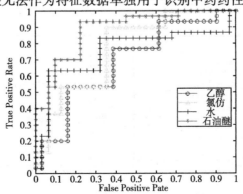

图4-1-2　四种溶剂下紫外光谱药性识别的 ROC 曲线

表 4-1-1　四种溶剂下的中药药性识别的 AUC 和 ACC

溶剂	AUC	ACC
无水乙醇	0.673	0.510
三氯甲烷	0.759	0.602
蒸馏水	0.752	0.675
石油醚	0.883	0.754

（四）模型稳定性比较

为了综合阐明和验证提出的预测模型对于识别中药药性的可行性和稳定性，本研究设计实验对提出的预测模型的识别性能和文献中已报道的预测中药药性的分类器或经典分类器的识别性能进行比较：①人工神经网络（ANN）；②支持向量机（SVM）；③极限学习机（ELM）。

实验执行前，有一些参数需要优化，以提升预测性能。在真实实验中，极限学习机的隐藏结点的个数不能是无限的，我们测试隐藏结点个数的范围为：[200, 400, 600, 800, 1000]。当隐藏结点设置为 800 时，极限学习机的预测性能最好。5-折交叉验证被用于优化支持向量机的参数。每次 4-折数据被用于训练支持向量机，1-折数据被用于测试。最优的惩罚因子 $c=3$ 和核函数参数 $g=0.05312$ 将被用于后续的实验。

根据上一节的研究结果，石油醚溶剂下模型的药性识别性能最好，而无水乙醇溶剂下的中药药性识别率最低，无水乙醇溶剂下的指纹图谱无法单独用于识别中药药性。基于石油醚单溶剂的模型稳定性比较结果如表 4-1-2 所示，从表 4-1-2 可以看出，提出模型的稳定性和预测识别性能胜过了比较的经典预测模型。

表 4-1-2　单溶剂模型稳定性比较

分类算法	AUC	ACC
人工神经网络	0.663	0.590
支持向量机	0.795	0.738
极限学习机	0.587	0.525
提出的模型	0.883	0.754

但是单溶剂并不能完全表征中药成分，因此，在本研究中，我们剔除无水乙醇溶剂下的指纹图谱数据，希望将石油醚、三氯甲烷和蒸馏水溶剂下的指纹图谱作为研究对象，融合三种溶剂，预测未知中药的药性。实验结果如表 4-1-3 所示。从表 4-1-3 可以看出，提出模型的稳定性和预测识别性能胜过了比较的经典预测模型。但是也可以看到，在融合多种溶剂后，预测准确率低于单一溶剂中的石油醚溶剂，这可能是由于某些溶剂对中药成分的提取无法准确反映中药药性。

表 4-1-3　多溶剂模型稳定性比较

分类算法	ACC
人工神经网络	0.560
支持向量机	0.623
极限学习机	0.506
提出的模型	0.672

（五）模型外推比较

本研究对模型的外推性能进行评价，每次实验随机选取 40 味中药作为训练集，其中寒性药和热性药各约 20 味，其余为测试集。实验重复10次，实验结果取10次实验的均值和方差。基于单溶剂石油醚的模型外推比较结果见表4-1-4。基于多溶剂的模型外推比较结果如表4-1-5所示。虽然表4-1-2中支持向量机和提出的模型的预测准确率相同，但是从表4-1-4可以看出，提出的模型的预测准确率优于支持向量机。根据表4-1-4实验结果，提出模型的外推性能显著优于比较的模型。从表4-1-5的实验结果可以看出多溶剂下模型的外推结果与稳定性结果是一致的，也证明了提出模型的可行性。

表4-1-4　单溶剂模型外推比较

分类算法	AUC	ACC
人工神经网络	0.650±0.09	0.620±0.01
支持向量机	0.790±0.09	0.695±0.09
极限学习机	0.676±0.09	0.605±0.06
提出的模型	0.866±0.03	0.776±0.08

表4-1-5　多溶剂模型外推比较

分类算法	ACC
人工神经网络	0.590±0.04
支持向量机	0.673±0.09
极限学习机	0.578±0.06
提出的模型	0.686±0.06

（六）中药总体预测识别

本研究使用留一法评估提出模型的总体分类性能，阈值设置为0.5。表4-1-6列出了预测61味中药药性的混淆矩阵，其中有9味寒性药被错分为热性药，而有7味热性药被错分为寒性药，总体分类精度为 75.4%（46/61）。表 4-1-7 列出了中药药性预测识别的召回率、精确率和 F 值。根据实验结果，提出的模型对该 61 味中药具有较好的预测识别性能。

表 4-1-6 61 味中药药性预测的混淆矩阵

真实值	预测值	
	寒性药	热性药
寒性药	22	8
热性药	7	24

表 4-1-7 61 味中药药性预测的召回率、精确率和 F 值

	寒性药	热性药
召回率	73.3%	77.4%
精确率	75.8%	75.0%
F 值	74.5%	76.2%

三、小结

本文量化中药成分的相似性为马氏距离，提出了一个符合中医药特色的寒热药性预测模型，并通过实验验证了该模型能够较好地预测中药的寒热药性。61 味中药数据集来自已有研究的 400 ～ 190nm 的紫外图谱数据。与单纯训练已有的经典预测模型等以往的研究不同，本研究根据中药的紫外图谱曲线特点，提出了基于紫外图谱相似性的中药寒热药性预测模型。与已有的经典预测模型相比，本研究提出的模型更加符合中药药性数据特点，可以更好地预测中药的寒热药性。

然而，我们的研究仍然存在一些限制。首先，中药数据集仅包含 61 味中药，这对于训练人工智能分类器来说是不够的，在后续的研究中，增加数据集样本数是研究的一个方向。而样本的维度则达到了 211 维，这是典型的高维度、小样本数据，根据这些样本数据的特点探索先进人工智能分类模型也是未来研究的方向之一。其次，本研究模型建立过程中采用搜索法选择最优参数，该参数是由经验确定的，而不是根据模型自身特点来确定参数。因此，研究一种自适应的优化算法来寻找最优参数是未来的研究方向。最后，本研究中，多溶剂紫外指纹图谱被用于分析中药的成分组成，而没有考虑其他指纹图谱技术。中药是化合物的复杂混合体，单纯使用一种图谱可能无法完全反映中药成分的整体组成。未来研究中，探索多种图谱技术联合判别中药药性是研究的方向。

第二节　基于多溶剂相似性度量的中药寒热药性评价研究

如上一节所述，中药寒热药性评价主要包括中药成分的特征表示和寒热药性分类评价两部分。

中药成分的特征采用紫外化学指纹图谱技术进行提取，单一溶剂不能提取中药的全部成分特征，用不同溶剂分离中药组分更有利于中药成分特征的综合分析。上一节采用集中学习的多数投票算法解决了多溶剂图谱的中药寒热药性评价问题，但并没有研究多溶剂紫外图谱数据特征融合的问题。然而，由于将多个特征统一到一个向量中并不是最优的，多溶剂特征融合用于中药寒热药性的判别是一个需要解决的问题。

除多特征融合问题外，如上所述，中药成分的相似性度量是另一个关键问题。然而，传统的距离度量学习是基于数据由单个特征向量表示的假设，它对于多特征表示无能为力。多溶剂通常能够提取中药成分不同的物理特性，直接将多个特征统一为一个长的特征向量并非最佳选择。因为这将导致维数灾难和过拟合问题。本文提出了一种新的多溶剂相似性度量检索方案（MSSMRS），用于中药寒热药性的评价研究。该方案构建一种距离度量学习方法来度量中药成分的相似性，并利用优化算法研究了多溶剂特征的互补性。在此基础上，我们开发了一个由中药的多溶剂紫外图谱药性识别和多溶剂紫外图谱检索两个模块组成的药性识别系统。最后，通过大量实验验证了该方案的有效性。大量的实验结果表明，具有相似物质组成的中药具有相似的寒热药性。基于多溶剂相似性度量的中药寒热药性评价工作流程如图 4-2-1 所示。

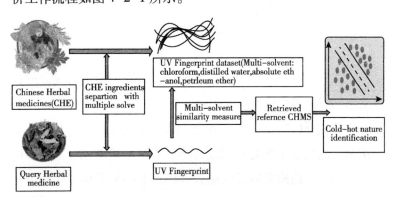

图 4-2-1 基于多溶剂相似性度量的中药寒热药性评价工作流程

一、多溶剂紫外图谱的相似性度量

在本文中，我们研究中药成分组成与寒热药性之间的关系。然而，单一溶剂不能提取中药成分的全部信息。多溶剂分离中药成分更有利于进行中药药性的综合分析。因此，多溶剂紫外指纹图谱技术被用于提取中药的总体成分。根据研究假说"寒热药性相似的中药具有相同或者相似的物质基础"，我们前面部分的研究已经对这一假说进行了验证分析。为了进一步证明这一假说，我们希望研究多溶剂图谱融合问题，以量化中药总体成分的相似性。因此，具有相似紫外指纹图谱的中药应具有相同的寒热药性。

在本研究中，相似性度量被定义为语义相关，这在我们以前的研究中已经被用来度量肺结节图像的相似性。如果两味中药都是寒性药，它们在语义上是相似的。马氏距离被用于度量中药紫外指纹图谱的相似性。马氏距离越小，中药成分的相似性越高。

（一）距离度量学习

定义中药紫外图谱数据集为 $X = [x_1, \cdots, x_n] \in \Re^{d*n}$，其中 $x_i \in \Re^d$ 是第 i 味中药紫外图谱数据，n 是中药的总体数量。为了更好地表示，我们标记距离度量 $d_M(x_i, x_j)$ 为 x_i 和 x_j 之间的马氏距离，定义为（M 是半正定矩阵）：

$$d_M(x_i, x_j) = \sqrt{(x_i - x_j)^T M(x_i - x_j)} \qquad (4.8)$$

中药紫外图谱数据集样本少、维数高，难以处理。在机器学习领域，核技巧是输入空间中学习复杂非线性结构的有力工具。因此，我们将核技巧引入距离度量学习。根据参考文献[53]，在核空间。等式（3.8）可以被表示为：

$$d(x_i, x_j) = \sqrt{(K_i = K_j)^T M(K_i - K_j)} \qquad (4.9)$$

其中 $K_i = [K(x_i, x_1), \cdots, K(x_i, x_n)]^T$，它可以看作

K_X 核矩阵的 i 列。K_X 是训练集 X 的核矩阵。M 是半正定矩阵，满足有效度量的特性，可以被分解为 $M=AA^T$，其中 A 是变换矩阵。因此，变换矩阵 A 是本文需要学习的矩阵，我们希望根据语义相关学习变换矩阵 A。

（二）相似性度量

语义相关表示的是类可分性。类可分性要求当类内散度矩阵变小或者类间散度矩阵变大时，可分性度量增大。核 DSDC [kernel DSDC（KDSDC）]，定义类可分性度量如下：

$$A=\arg\min\ (tr\ (A^T K_W A)\ -\rho tr\ (A^T K_B A)\ )$$
$$\ \ \ =\arg\min tr\ (A^T\ (K_W-\rho K_B)\ A) \tag{4.10}$$
$$s.\ t.\ A^T K_X A=I$$

其中 K_x 是训练集样本的核矩阵。ρ 是均衡因子，它平衡了类内散布矩阵最小化和类间散布矩阵最大化的相对优势。A 是变换投影矩阵。两个投影特征空间的协方差矩阵表示如下：

$$K_B=\frac{1}{n}\sum_{j=1}^{C} n_j\ (u_j-u_0)\ (u_j-u_0)^T$$

$$K_W=\frac{1}{n}\sum_{j=1}^{C}\sum_{i\in V_j}\ (K_i-u_j)\ (K_i-u_j)^T$$

其中 n_j 是每一类的基数，n 是训练集样本数，C 是分类数目。V_j 表示类 j 的样本集。u_j 表示对应于类 j 的核矩阵 K_X 列向量的均值向量。u_0 是核矩阵 K_X 列向量的均值向量。所有的向量和矩阵都来自训练集矩阵 X

（三）矩阵求解

为了求解等式（4.10），引入拉格朗日乘子法如下：

$$L\ (A,\ R)\ = tr\ (A^T\ (K_W-\rho K_B)\ A)\ -tr\ (R\ (A^T K_X A-I)\ )$$

$$(4.11)$$

其中 R 是对称矩阵，I 是单位矩阵，等式对矩阵 A 求导，得到：

$$(K_W-\rho K_B)\ A-K_X AR=0 \tag{4.12}$$

因此，　　　　　$(K_W-\rho K_B)\ A=K_X AR \tag{4.13}$

已知 K_X 是对称和正定矩阵，K_X 是可逆的，因此等式 (4.13) 是一个特征值分解问题，可以进行如下计算：

$$K_X^{-1}\ (K_W-\rho K_B)\ A=AR \tag{4.14}$$

其中 A 是列特征向量矩阵，R 是对角特征值矩阵。等式 (4.14) 的近似最优解是 A_k，A_k 是对应矩阵 $K_X^{-1}\ (K_W-\rho K_B)$ 的 k 个最小特征值的 k 列向量。对应的最优矩阵 R 是 $R=diag\ (\lambda_1,$ $\lambda_2,\ \cdots,\ \lambda_k)$。

（四）多溶剂距离度量学习

多溶剂图谱数据反映了中药成分的不同类型的特征，这些特征通常具有不同的物理特性，因此，直接将多溶剂特征串联为一个长特征向量不是最优的，这可能会导致过拟合和维度灾难的问题。特别地，如果样本数不够大，在高维特征空间学习一个鲁棒的距离度量是困难的。

在本节中，我们将单溶剂特征相似性度量扩展到多溶剂特征空间。我们应用多种溶剂特征去学习多个变换矩阵以构建多溶剂距离度量。我们线性组合

我们通过权值 β_i 线性组合由多溶剂数据构建的相似度量，并为权值添加正则项。这样，建立的目标函数如下：

$$\phi\ (\beta,\ A^{(1)},\ A^{(2)},\ \cdots,\ A\ (k)\ )\ =\sum_{k=1}^{K_s}\beta_k tr\ (A^{(k)\ T}LA^{(k)})$$

$$+\lambda\parallel\beta\parallel^2$$

$$s.t.\sum_{k=1}^{K}\beta_k=1 \tag{4.15}$$

其中 $A^{(k)}$ 是学习自第 kth 个特征集变换矩阵。$L=K_W-\rho K_B$，K_s 是溶剂的数目，$\beta=[\beta_1,\ \beta_2,\ \cdots,\ \beta_k]^T$

因此，我们提出目标函数（4.10）来学习每个溶剂图谱的距离度量，而目标函数（4.15）则通过组合权值用来整合多溶剂图谱数据。这一策略降低了模型的复杂度，缓解了过拟合问题。

为了求解目标函数（4.15），首先，变换矩阵 $A^{(k)}\mid_{k=1}^{K_s}$ 需要根据等式（4.10）计算给出。然后，引入拉格朗日乘子法来获得最优解。根据拉格朗日乘子 η，目标函数可以变换为：

$$L\ (\beta,\ \eta)\ =\sum_{k=1}^{K_s}\beta_k tr\ (A^{(k)T}LA^{(k)})\ +\lambda\parallel\beta\parallel^2-\eta\ (\sum_{k=1}^{K_s}\beta_k-1)$$

$$\tag{4.16}$$

设置目标函数 $L\ (\beta,\ \eta)$ 关于 β 和 η 的导数为 0，然后得到解如下：

$$\begin{cases} \dfrac{\partial L}{\partial\beta_1}=tr\ (A^{(1)T}LA^{(1)})\ +2\lambda\beta_1-\eta=0 \\ \cdots \\ \dfrac{\partial L}{\partial\beta_{K_s}}=tr\ (A^{(K_s)T}LA^{(K_s)})\ +2\lambda\beta_K-\eta=0 \\ \dfrac{\partial L}{\partial\eta}=\sum_{k=1}^{K_s}\beta_k-1=0 \end{cases} \tag{4.17}$$

组合上面的等式，我们得到：

$$\sum_{k=1}^{K_s} tr\ (A^{(k)T}LA^{(k)})\ +2\lambda\sum_{k=1}^{K_s}\beta_k-\eta K_s=0 \qquad (4.18)$$

因为 $\sum_{k=1}^{K_s}\beta_k=1$，我们得到：

$$\eta=\frac{\sum_{k=1}^{K_s} tr\ (A^{(k)T}LA^{(k)})\ +2\lambda}{K_s} \qquad (4.19)$$

将等式（4.19）带入等式（4.17），我们得到：

$$\beta_k=\frac{\eta-tr\ (A^{(K_s)T}LA^{(K_s)})}{2\lambda}$$

$$=\frac{2\lambda+\sum_{k=1}^{K_s} tr\ (A^{(k)T}LA^{(k)})\ -K_s tr\ (A^{(k)T}LA^{(k)})}{2\lambda K_s} \qquad (4.20)$$

通过多特征距离度量学习，我们可以获得对应于 k 特征图谱的马氏距离 $d^{(k)}\ (x_i,\ x_j)$ 和权值 β_k。因此，图谱样本 x_i 和 x_j 之间的多溶剂马氏距离可以被计算为：

$$d\ (x_i,\ x_j)=\sum_{k=1}^{K_s}\beta_k d^{(k)}\ (x_i,\ x_j) \qquad (4.21)$$

多溶剂相似性度量检索方案 ［Multi - solvent similarity measure retrieval scheme（MSSMRS）］ 如下：

1. 给定图谱样本集 $X=[X_1,\ X_2,\ \cdots,\ X_{K_s}]$，其中 X_i 是一个溶剂的图谱样本数据集。定义 $X_i=[x_{i1},\ x_{i2},\ \cdots,\ x_{in}]\in\mathfrak{R}^{d*n}$，药性分类数 $c=2$。

2. 运用特征值分解方法求解等式（4.14），计算对应于 kth 溶剂图谱数据的变换矩阵 $A^{(k)}|_{k=1}^{K_s}$。

3. 根据等式（4.20）计算权值因子 β_k。

4. 根据等式（4.21）计算图谱样本 x_i 和 x_j 之间的多溶剂马氏距离 $d\ (x_i,\ x_j)$。

5. 顺利排列计算的多溶剂图谱马氏距离 $d(x_i, x_j)$，检索结果是具有最小马氏距离的多味中药。

6. 对于未知中药的药性识别，未知查询中药的分类似然值被计算来度量该中药。

（五）基于检索方案的寒热药性识别

根据获得的多溶剂马氏距离，一个基于相似性度量的检索方案被提出以预测中药的寒热药性。用于寒热药性识别的检索方案主要包含两个方面：①相似成分中药案例；②计算机辅助药性识别。

1. 相似成分中药案例　中药检索方案可以检索到和查询中药成分相似的若干参考中药。研究者可以参考检索到的成分相似的参考中药的寒热药性来判定查询中药的药性。

2. 计算机辅助寒热药性识别　根据检索中药样例，一个查询中药的寒性似然值（P_q）被计算度量该中药的寒性概率。计算公式如下（K 是检索到的样本数，H 是其中热性药的味数，C 是寒性药的味数）：

$$P_q = \frac{\sum\limits_{i=1}^{C} W_i}{\sum\limits_{i=1}^{C} W_i + \sum\limits_{j=1}^{H} W_j}, \quad C+H=K \qquad (4.22)$$

其中 W_i 是一味中药的权值，可以被计算为 $W_i = 1/d_i$，d_i 对应的马氏距离。给定 P_q 的阈值（比如 $P_T = 0.5$），如果 $P_q \geqslant P_T$，我们认定查询中药是寒性的，否则它是热性的。

（六）性能评估

为了证明提出的检索方案 MSSMRS 对于中药寒热药性识别

的可行性，大量的实验被设计测试提出方案的药性识别性能。因此，我们比较了提出的方案和几个已有的度量方法，包括：信息论度量方法［information - theoretic metric learning（ITML）］、大间隔最近邻度量方法［large margin nearest neighbor（LMNN）］、差分散射和块对齐距离度量方法［differential scatter and patch alignment distance metric（DPDM）］。欧氏距离被作为度量的参考。我们首先研究了提出算法对参数变化的影响，然后对不同溶剂组合图谱的药性识别性能进行了评估。最后，为了证明提出检索方案的可行性，我们比较了我们的方案和已有算法的识别性能。所有的实验评估都是运行于如下环境：Windows 7，MATLAB R2014a，Intel Core（TM）i5 - 5200U CPU and 4GB RAM。

在本研究中，几个参数被研究对于提出算法的影响效应。参数配置分析是基于药性识别任务和构建的中药成分紫外图谱数据集的基础上进行的。在实验中，公式（4.10）的均衡参数 ρ、公式（4.15）中的参数 λ、矩阵 A_k 的维度 k 及检索的参考中药数目 K 被研究设置。

MSSMRS 的药性识别性能通过稳定性进行评估。稳定性评估反映了检索到的参考中药中与查询中药语义相关的中药的比例。稳定性评估可以在整体样本集中通过留一法计算得到。根据留一法，1 味中药样本被作为查询中药，其余 60 味中药样本被作为参考中药样本集。每 1 味中药都会被选为查询中药，因此，这个过程会执行 61 次。在这个检索方案中，我们检索 K 个最相似的参考中药，并计算得到查询中药的寒性概率。最后，61 味中药的寒性概率被计算得到。通过改变中药寒性概率的阈值，可以生成 ROC 曲线。ROC 曲线下的面积［the area under the ROC curve（AUC）］和预测精度［prediction accuracy（ACC）］被用于评估本方案的性能。AUC 面积越大，表明提出模型越稳定。ACC 值是正确分类中药寒热药性的概率。标记中药样本总数为 N，则 ACC 计算公式如下：

$$ACC = \frac{\sum_{j=1}^{N} \delta(t_j = y_j)}{N} \tag{4.23}$$

其中 t_j 是第 j 味中药计算的标签，y_j 第 j 味中药对应的真正的标签。$\delta(x)$ 是 x 的函数，如果 x 为真，则 $\delta(x) = 1$，否则 $\delta(x) = 0$。

二、实验结果

（一）参数配置

我们分析了等式（4.10）中均衡参数 ρ 和等式（4.15）中参数 λ 对模型的影响。我们设置 ρ 和 λ 的取值范围为 $[10^{-3},\ 10^{-2},\ 10^{-1},\ 1,\ 10^1,\ 10^2,\ 10^3]$。图 4-2-2A 显示了当 ρ 从 10^{-3} 变化到 10^3 时，ACC 和 AUC 值的变化曲线。根据该图，我们推断提出的检索方案对于参数 ρ 是敏感的。AUC 性能曲线在 $\rho = 100$ 时达到最大值，而 ACC 性能曲线在 $\rho = 1$ 时达到最大值。然而，当 $\rho > 1$ 时，提出方案的 ACC 性能曲线下降。总而言之，$\rho = 1$ 对于本方案是合适的。图 4-2-2B 显示了关于 λ 的 ACC 和 AUC 值曲线。根据该图，可以看出当 $\lambda > 1$ 时，我们的方案是相对稳定的。这证明了我们的方案更适合一个较大的参数 λ。

在本文中，留一法被用于测试我们算法的分类性能。训练集包含 60 味中药，因此核矩阵的最大维度是 60。在提出的检索方案中构建最优投影矩阵 A_k 的特征向量数 k 被分析的取值范围为 $[10, 20, 30, 40, 50, 60]$。图 4-2-2C 报告了不同特征向量数 k 的药性识别性能。从图中可以看出，当 k 取不同值时，我们方案的药性识别性能是相对稳定的。

每一次检索的参考中药的数量 K 也是被研究的对象。我们设置 K 的取值范围为 $[1, 3, 5, 7, 10, 12, 15, 20]$。图 4-2-2D 显示了不同参数 K 对应的 ACC 和 AUC 值。从图中我们推断，提出的方案对于参数 K 是敏感的。当 $K=7$ 时，系统处于最理想的状态。

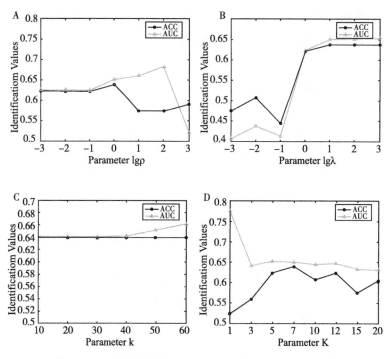

图 4-2-2 对应于不同 ρ、λ、k、K 的 ACC 和 AUC 值

（二）不同溶剂的性能评估

在本研究中，我们使用四种溶剂来综合分析中药成分。单一溶剂可能不能提取中药的整体成分。不同溶剂对中药成分的分离能力是不同的。本研究对不同溶剂的中药成分的分离性能进行评估。四种溶剂（蒸馏水、三氯甲烷、石油醚和无水乙醇）的中药紫外图谱的寒热药性识别性能被比较分析最优的性能。图 4-2-3 报告了不同溶剂紫外图谱的寒热药性识别性能的 ACC 和 AUC 值。在图 4-2-3 中，石油醚溶剂下 AUC 值优于其他的溶剂，这表明石油醚溶剂下的紫外图谱具有最好的寒热药性判别性能。而蒸馏水溶剂下的紫外图谱的 AUC 值最小。同时，ACC 值曲线反映了和 AUC 值曲线的一致性。

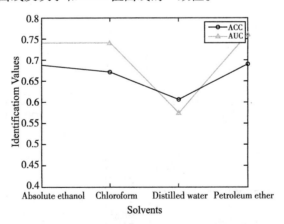

图 4-2-3　不同溶剂下的 ACC 和 AUC 值

（三）模型药性识别性能评估

根据图 4-2-3，我们知道不同溶剂的寒热药性识别性能是不同的。蒸馏水溶剂下紫外图谱具有最低的药性预测性能。融合蒸馏水溶剂到多溶剂药性识别系统中可能会导致糟糕的性能。因此我们比较了三种溶剂融合和所有四种溶剂融合的药性识别性能。表4-2-1显示了药性识别性能比较的结果。标记无水乙醇+三氯甲烷+蒸馏水为 ACD （absolute ethanol+chloroform+ distilled water），标记无水乙醇+三氯甲烷+石油醚为 ACP （absolute ethanol+ chloroform+petroleum ether），标记无水乙醇+蒸馏水+石油醚为 ADP （absolute ethanol+distilled water+petroleum ether），标记三氯甲烷+蒸馏水+石油醚为 CDP （Chloroform+Distilled water+Petroleum ether）。根据比较的结果，蒸馏水溶剂会降低模型的分类性能。组合另外三种溶剂 ACP 会得到最优的药性识别性能。因此，在后续的研究中，我们融合无水乙醇、三氯甲烷和石油醚三种溶剂下的紫外图谱进行中药寒热药性分析。

表 4-2-1　融合不同溶剂的药性预测准确率比较

Solvents	AUC
ACD	0.557
ACP	0.739
ADP	0.599
CDP	0.632
All solvents	0.652

（四）稳定性评估

从稳定性评估的角度，我们比较了 MSSMRS 和其他距离度量算法（ITML、LMNN、DPDM）的分类性能。欧式距离度量被纳入作为比较参考。表 4-2-2 报告了比较算法的稳定性评估。表 4-2-2 显示 MSSMRS 的稳定性最好，这表明 MSSMRS 的多溶剂图谱融合能够有效提升稳定性评估。然而，其他算法的稳定性评估性能稍弱。

表 4-2-2　不同距离度量学习算法的稳定性评估比较

Algorithms	AUC
ITML	0.678
LMNN	0.716
DPDM	0.719
European distance	0.630
MSSMRS	0.739

（五）检索案例

表 4-2-3 显示了由 MSSMRS 模型反馈的 2 个检索样例。在表 4-2-3 中，第 2 行是查询中药，第 3～9 行是检索到的参考中药。完美的检索结果按照马氏距离度量增加的顺序进行中药排序。根据检索到的参考中药的注释信息，研究者可以对查询中药进行评估，并决策是否需要进一步的检测。

表 4-2-3　基于提出的 RS 模型的检索案例

（最优的 $k=7$ 味检索参考中药根据马氏距离度量单调递增的顺利排列，括号中是该味中药的寒热药性）

Prediction examples	Medicines with hot nature	Medicines with cold nature
Query CHM	Chaenomelis Fructus (hot)	Anemarrhena Asphodeloides Bunge (cold)
	Species of Clematidis Radix et Rhizoma (hot)	Fritillariae Cirrhosae Bulbus (cold)
	Stephaniae Tetrandrae Radix (cold)	Coptidis Rhizome (cold)
Retrieved reference CHMs	Fructus Piperis Alba (hot)	Dianthi Herba (cold)
	Curculiginis Rhizoma (hot)	Taraxaci Herba (cold)
	Pinelliae Rhizoma (hot)	Puerariae Lobatae Radix (cold)
	Psoraleae Fructus(hot)	Radix alizaris(cold)
	Corydalis Rhizoma (hot)	Sargassum (cold)

（六）整体预测性能

在本研究中，我们对所提出的 MSSMRS 方法进行了全面的评估。表 4-2-4 显示了 61 味中药预测混淆矩阵。61 味中药的整体预测精度是 70.5%（43/61）。寒性中药的预测精度是76.7%（23/30），而热性中药的识别精度是 64.5（20/31）。可以看出，本方案对寒性中药具有更好的预测识别精度。图 4-2-4 显示了提出方法 MSSMRS 的 ROC 曲线，总体来说，我们的方案具有较好的识别精度。

表 4-2-4　61 味中药识别的混淆矩阵

Ground Truth	Identification	
	Cold	Hot
Cold	23	7
Hot	11	20

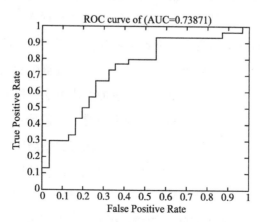

图 4-2-4　61 味中药药性识别的 ROC 曲线

三、讨论

在本研究中，我们提出一个新的多溶剂检索方案用于中药寒热药性的预测识别。四种溶剂被用于提取中药成分。一个多溶剂距离度量学习算法被构建用于度量中药成分的相似性。本研究具有非常多有意义的特色和实验观察。首先，一个多溶剂检索方案被提出，辅助研究者评估未知中药的寒热药性，这为进一步的研究提供参考。其次，单溶剂不能提取中药的整体成分特征。四种溶剂可以更利于分析中药的整体成分信息。因此，融合四种溶剂的图谱数据可以提升中药寒热药性的识别性能。最后，从相似性度量的角度，假说"寒热药性相似的中药具有相同或者相似的物质基础"是可行的。本研究从多个实验角度证明了该假说的可行性。

除了上面讨论的不错的结果之外，本研究也具有一些限制性。第一，中药图谱数据集仅包含 61 味中药样本。一个较大的中药图谱数据集将会在未来研究中构建。第二，能够表征寒热药性中药的中药寒热药性标志物是一个亟待解决的关键科学问题，但是目前的研究还没找到有效的解决方法。根据我们研究的结果，中药寒热药性标志物尚有待进一步的研究。第三，提出的算法有许多经验确定的参数。系统实验更倾向于采用搜索法选择最佳参数。因此，后续研究希望寻找一种更具自适应性的优化算法来搜索最优参数。第四，我们提出的方案需要一个独立的数据集来评估分类能力。因此，在以前研究的基础上，一个肺结节数据集被装配。来自 LIDC-IDRI 肺部 CT 数据库的 746 个肺结节被提取，其中 375 个肺结节是恶性的，371 个肺结节是良性的。Haralick 纹理特征和密度相关特征被用来表征肺结节。由此提出的方案 MSSMRS，被用于分类肺结节良恶性。在我们真实的实验中，我们随机从肺结节数据集中选择 400 个肺结节作为训练集，其余 346 个肺结节作为测试集。分类结果是 10 次实验结果的均值和方差。表 4-2-5 显示了分类精度的比较结果。从表中可以看出 MSSMRS 方法具有较好的分类能力。

表 4-2-5　　中药药性识别的分类精度比较

Algorithms	AUC(Mean±Std)
ITML	0. 938±0. 006
LMNN	0. 945±0. 003
MSSMRS	0. 952±0. 008

第三节　　本章总结

本章针对中药药性科学假说"寒热药性相似的中药具有相同或者相似的物质基础"开展研究。首先，本研究应用单溶剂图谱的相似性度量算法，通过多数投票算法融合多图谱的相似性度量，进而建立中药寒热药性评价方法。其次，本研究引入核方法处理中药图谱的小样本、高维度问题，开发多图谱融合最优化算法，实现中药成分的多图谱相似性度量，并在此基础上建立中药寒热药性评价模型。实验结果发现，本研究所建立的中药寒热药性评价方法是可行的、有效的。

第五章
中药化合物药性评价研究

可考证的中草药应用已有 5000 多年的历史，目前的研究发现中草药是化合物的混合物。长期以来，对中医药的认识和应用都在不断地变化和发展，中药药性理论也是如此。寒、热、温、凉、平等药性由此演化为寒、热、平药性。特别是在这一理论的指导下，中药被作为药物用于治疗疾病，寒性药治热证，热性药治寒证，而平性药物则性质温和。寒、热、平药性理论已经成为中医治疗的准则。中药（包括中成药）是化合物的混合物。如果确定了中药所含化合物的药性，则可以确定该中药（包括中成药）的药性。因此在中药药性研究中，正确认识中药化合物的药性是中药研究的关键。

关于中药寒、热、平药性的研究已经引起了广泛的关注。许多假说，比如三要素模型、性-效-物质三元论模型、中药热力学观等，被提出来理解中药的物质基础。这些研究表明，中药药性理论与中药成分组成或化合物结构密切相关。所有这些研究都在试图揭示中药寒热平药性的秘密。然而，很难找到一种有效的方法来解释中药药性的潜在机制和预测中药的寒热平药性。因此，许多研究转向分析中药化学成分的药性。研究发现，小檗碱、大黄素、栀子苷、知母皂苷、淫羊藿苷等中药有效成分与其饮片的药性一致。Zhang

等人通过细胞学方法评估了苯甲醛的寒热药性，化合物的寒热药性取决于它们的化学结构。

根据现有的研究可以这样理解，几乎所有的中药都由一组不同的化学成分组成。虽然中药的药理机制尚不清楚，但其药理基础是化学成分，因此，通过对化合物的药性分类可以评估中药化合物的混合物的药性判别，可以实现对中药药性的识别。

然而，中药化合物的混合物的药性判别存在挑战。Oprisiu等人报告了一个预测性QSAR/QSPR模型，以确定非加性混合物的性质。Wang等人证明，中药化合物的混合物可以被用于预测中药的寒热药性。然而，本研究旨在解决中药化合物的药性问题。

中医药基础理论和临床研究已经由宏观分析扩展到微观分子结构的探索，生物信息学和计算化学为中药药性研究开辟了新的思路。微观上，化学分子是组成中药物质成分的基本结构单位，分子中原子的空间结构、种类及基团间化学键的性质决定了分子的特性。研究发现，化合物的理化性质和生物活性是化合物分子内基团或原子间相互作用的外在表现，因此，中药化合物分子的药性与化合物的结构密切相关。此外，在分子层面，化合物分子描述符已经被广泛应用于研究化合物的结构特征，其主要从化合物本质的分子结构和能量特性等要素出发，建立相关的二维、三维或多维模型，估测未知化合物的生物活性和生态学效应（比如寒热药性）。作为中药药性研究的新角度和新方法，将分子结构特征引入到中药药性研究已经取得了一定的成果。王跃溪等从化合物本质的分子结构和能量特性等要素出发，估测未知化合物的生物活性和生态学效应。按照"中药—成分—特征—药性—模型—辨识—验证"的基本思想，以寒热药性的中药为研究载体，以分子描述符为辨识特征，以有监督模式分类方法为辨识模型，构建基于分子描述符的中药药性分类模型。该研究从分子结构和能量特性等要素出发研究分子结构与中药寒热药性的相关性，亦为中药药性研究开辟了新的角度和方法。付先军研究发现中药寒热药性与中药成分分子结构相关，提出中药"性-构关系"研究构想，该研究以中药及其成分的化学信息为研究对象，通过关联规则挖掘、结构相似性计算和药效团模型构建等方法，建立中药成分药性识别模型；该研究进而以药性相关的生物信息为研究对象，通过研究中药药性-靶点-信号通路之间的关联关系，构建寒热药性生物评价网络模块；并设计"斑马鱼温敏行为轨迹监测仪"和细胞受体配体结合实验，建立了中药微量成分寒热药性效应评价体系。为了解析中药寒热药性与其成分之间的相关关系，从物质基础层面诠释中药寒热药性的科学内涵，付先军研究分子描述符表征 280 种中药化合物，通过广义规则归纳算法分析中药寒热药性与中药成分的相关关系。研究发现，与中药寒热药性相关性较强的主要成分分子结构描述符多与分子的能量状态有关系，分子能量状态越高，与中药热性关联关系越大；而分子能量越低，与中药寒性关联关系越大；而平性中药不明显。这表明中药药性作用可能与中药主要有效成分的分子能量状态以及对机体能量代谢的影响而产生的综合效应有关。

第一节 中药化合物数据集

一、中药化合物

中药药性主要包括五种类型：寒、热、温、凉、平。热与温在药性本质上都是热的，但是热的程度不同。同时，寒与凉在中医本质上是寒的，但寒的程度不同。因此，我们认为寒和凉都是寒性的，热和温都是热性的。为此，本文对中药的寒、热、平三种药性进行研究，分析了中药的药性与中药化合物的关系。为了实现这一目标，本研究收集了 2012 个中药化合物作为基本数据集，包括 763 个热性化合物、1033 个寒性化合物和216 个平性化合物。

从数据集中寒热平化合物的数量比例可以看出，不同药性化合物的药性分布不均衡。因此在送入分类器之前需要进行数据均衡。

在本研究中，我们随机选取了 216 个寒热性化合物，它们在数量上相当于最小的平性化合物。将组装的中药化合物数据集分为训练集和测试集。随机选择 400 个中药化合物作为训练集，剩余的 248 个中药化合物被用作测试集。由于随机性，在实际实验中，训练集包括 133 种热药、133 种寒药和 133 种平性药。利用训练集构造药性识别模型，利用测试集对模型的性能进行评价。

二、分子描述符

化合物的分子结构决定了它的性质。在本研究中，分子描述符被用来表征中药化合物结构。我们使用 Data Warrior 工具计算了 26 个分子描述符，包括总摩尔重量、摩尔重量、绝对重量、clogP、clogS、H 受体、H 供体、总表面积、极性表面积、药物相似性、形状指数、分子柔韧性、分子复杂性、非 H 原子、非 C/H 原子、电负性原子、立体中心、可旋转键、环、芳香环、芳香原子、sp3 原子、对称原子酰胺胺、烷基胺、芳香氮、碱性氮和酸性氧。

DataWarrior 是一个开放源码程序，用于化学感知数据可视化和分析。这个软件通过比较分子描述符来计算两个分子的相似性，这两个描述符是根据分子的结构推导出来的。我们的研究发现，8 个分子描述符与 CHM 化合物的性质密切相关，而其他的分子描述符则没有或弱相关。8 个分子描述符是摩尔质量、H 受体、H 供体、总表面积、可旋转键、sp3 原子、对称原子酰胺、烷基胺。

三、数据归一化

为了避免不平衡的分子描述符所带来的偏差，我们将所有的分子描述符连接到一个向量来表征一个化合物。因此，中药化合物数据集包含了 2012 个化合物样本。所有化合物数据均采用欧几里得范数标准化。欧几里得范数是 l_2 - 范数，可计算如下：

$$| x_i | = \frac{x_i}{\sqrt{\sum_{k=1}^{n} x_k^2}} \tag{5.1}$$

其中 x_i 是输入分子描述符向量，$|x_i|$ 是归一化向量，n 是输入数据的数量。

第二节 基于 k-近邻的寒-热-平药性评价分析

已有研究发现，中药药性与中药化合物的结构密切相关。付先军研究发现，中药寒热药性与中药成分分子结构相关，提出中药"性-构关系"研究构想。在此基础上，课题组提出科学假说"中药化合物的寒热平药性由中药化合物的结构决定"，即结构相似的中药化合物可能具有相似的药性。为证明该假说的可行性，本节研究引入 k-近邻算法建立中药药性与成分化合物的相关关系模型，通过欧式距离计算中药化合物机构的相似性，根据结构相似中药的药性计算未知中药的药性。本节首先计算 8 个化合物分子描述符以表征中药化合物的结构，然后建立基于欧式距离的化合物机构相似性度量模型以评价中药寒热平药性。

一、基于 k-近邻的中药化合物药性模型构建

（一）k-近邻（KNN）的基本原理

k-近邻法的基本原理是在 N 个已知样本中，找出样本 x 的 k 个近邻。设这 N 个样本中，来自 w_1 类的样本有 N_1 个，来自 w_2 类的样本有 N_2 个，$\cdots$，来自 w_c 类的有 N_c 个，若 k_1，k_2，$\cdots$，k_c 分别是 k 个近邻中属于 w_1，w_2，$\cdots$，w_c 类的样本数，则我们定义判别函数为

$$g_i\ (x) = k_i,\ i=1,\ 2,\ \cdots,\ c。$$

决策规则为：若 $g_j\ (x) = \max_i k_i$，则决策 $x \in w_j$。

（二）k-近邻模型构建

本研究样本数据集包含 2012 个中药化合物，包括 763 个热性化合物、1033 个寒性化合物和 216 个平性化合物。本研究致力于构建寒、热、平两两分类的 KNN 药性预测辨识模型。针对寒热药性辨识 KNN 模型，本研究随机筛选 763 个寒性化合物与 763 个热性化合物构成了寒热药性辨识 KNNch 模型的验证数据集，其中 900 个化合物被用于训练集（大约包含 450 个寒性化合物和 450 个热性化合物），626 个化合物被用于测试集。针对寒、平药性辨识 KNN 模型，本研究随机筛选 216 个寒性化合物与 216 个平性化合物，构成了寒、平药性辨识 KNNcn 模型的验证数据集，其中 300 个化合物被用于训练集（大约包含 150 个寒性化合物和 150 个平性化合物），132 个化合物被用于测试集。针对热、平药性辨识 KNN 模型，本研究随机筛选 216 个热性化合物与 216 个平性化合物，构成了热、平药性辨识 KNNhn 模型的验证数据集，其中 300 个化合物被用于训练集（大约包含 150 个热性化合物和 150 个平性化合物），132 个化合物被用于测试集。

本研究构建的 KNNhn 模型可以由以下几种方法测试预测模型的性能，包括分类准确率（ACC）、混淆矩阵、召回率、精确度和 F-分数。

二、实验结果与分析

1. 参数配置　在进行药性识别实验之前，KNN 模型中 k 近邻的个数 k 是一个未知的参数。最优的 k 近邻的个数可以进一步提升模型的药性识别性能。在实际的实验环境中，KNN 模型中 k 近邻的个数不可能是无限的。我们尝试对于不同的 k 近邻数目对应的模型性能进行测试，k 近邻数目的变化范围为 [1, 3, 5, 7, 10, 12, 15, 20]。参数 k 的实验设置是在寒热药性识别实验环境下进行的。图 5-2-1 显示了不同参数 k 对应的 KNN 模型的 ACC 值。从图 5-2-1 可以看出，KNN 模型的寒热药性识别性能位于 0.7 ～ 0.8。当参数 $k=7$ 时，模型的寒热药性识别性能达到最优值。因此，在后续的研究中，选择参数 $k=7$ 构建寒热药性识别模型。

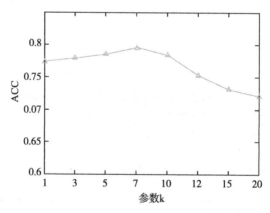

图 5-2-1 显示了不同参数 k 对应的 KNN 模型的 ACC 值

2. 提出方案的综合分析 本节对提出的模型进行综合分析，并根据 KNNch 模型、KNNcn 模型和 KNNhn 模型分别给出一个样例。针对 KNNch 模型，763 个寒性与 763 个热性化合物被用于构建该模型。选取 900 个化合物作为训练集（其中约 450 个化合物是寒性的，450 个化合物是热性的），剩余 626 个化合物作为测试集被用于评估提出模型的整体性能。该测试集的预测准确率为 79.2%（496/626）。表 5-2-1 显示了中药化合物的寒热药性预测混淆矩阵。这个表中，243 个寒性化合物被预测为寒性的，寒性化合物的预测准确率为 76.9%（243/316）。253 个热性化合物被预测为热性的，热性化合物的预测准确率为81.6%（253/310）。由此看出，本方案对寒性化合物、热性化合物具有较高的预测精度。表 5-2-2 显示了中药化合物寒热药性预测的召回率、精确度和 F-score。总而言之，获得的结果显示了较好的分类性能。

表 5-2-1　中药化合物药性识别的混淆矩阵

真实值	预测值	
	寒	热
寒	243	73
热	57	253

表 5-2-2　中药化合物寒热药性识别的召回率、精确度和 F 值

	Cold	Hot
Recall	0.769	0.816
Precision	0.810	0.776
F-score	0.789	0.795

针对 KNNcn 模型，150 个寒性与 150 个平性化合物被用于构建该模型，其余 132 个化合物的测试集被用于评估提出模型的整体性能，其中大概 66 个化合物是寒性的、66 个化合物是平性的。该测试集的预测准确率为 78.8%（104/132）。表 5-2-3 显示了中药化合物的寒平药性预测混淆矩阵。这个表中，53 个寒性化合物被预测为寒性的，寒性化合物的预测准确率为77.9%（53/68）。51 个平性化合物被预测为平性的，平性化合物的预测准确率为 79.7%（51/64）。由上表可以看出，KNNcn

模型对寒性化合物和平性化合物都具有较高的预测精度。提出的方案对于中药寒、平药性分类是可行的。表5-2-4显示了中药化合物药性预测的召回率、精确度和F-score。总而言之，获得的结果显示了较好的分类性能。

表5-2-3 中药化合物寒、平药性识别的混淆矩阵

真实值	预测值	
	寒	平
寒	53	15
平	13	51

表5-2-4 中药化合物寒、平药性识别的召回率、精确度和F值

	Cold	Neutral
Recall	0.779	0.797
Precision	0.803	0.773
F-score	0.791	0.786

针对KNNhn模型，150个热性与150个平性化合物被用于构建该模型，132个化合物的测试集被用于评估提出模型的整体性能，其中69个化合物是热性的、63个化合物是平性的。该测试集的预测准确率为80.3%（106/132）。表5-2-5显示了中药化合物的热、平药性预测混淆矩阵。从这个表中，57个热性化合物被预测为热性的，热性化合物的预测准确率为82.6%（57/69）。49个平性化合物被预测为平性的，平性化合物的预测准确率为77.8%（49/63）。由此看出，本方案对热性化合物和平性化合物都具有较高的预测精度。表5-2-6显示了中药化合物热平药性预测的召回率、精确度和F-score。综合表5-2-5和表5-2-6，实验结果显示了模型对于中药热、平药性良好的分类性能。

表 5-2-5　中药化合物热、平药性识别的混淆矩阵

真实值	预测值	
	寒	热
寒	57	12
热	14	49

表 5-2-6　中药化合物热平药性识别的召回率，精确度和 F 值

	Hot	Neutral
Recall	0.826	0.778
Precision	0.803	0.803
F-score	0.814	0.790

三、讨论与结论

本节主要针对"中药化合物的结构决定了中药化合物的药性"这一科学假说展开研究。本节尝试研究基于距离度量的中药化合物结构相似性度量模型，化合物结构的距离度量越小，表示化合物结构越相似，进而构建了中药化合物寒-热-平药性的识别模型。实验结果表明，该方案在中药化合物的药性识别上具有较高的预测精度，提出的模型对于中药寒-热-平药性具有较好的分类识别性能，中药化合物的结构与中药药性密切相关。

第三节　基于大间隔最近邻度量方法的寒热药性评价分析

课题组提出的"性-效-物质三元论"科学假说，认为中药药性的物质基础是中药所含物质成分，而中药的物质成分是由多种不同含量的化合物组成的，化合物的结构决定其生理活性。因此，课题组在中药"性-效-物质三元论"基础上提出了中药"性-构关系"研究构想，即化合物的结构特性决定其药效，药效表征药性，因此中药药性的物质基础很可能与其成分中的某些特定结构具有一定程度的关联关系。因此，我们提出假说"中药化合物的结构决定了中药化合物的药性，结构相似的化合物可能具有相同或者相似的药性"。本文拟引入最大间隔距离度量学习算法，量化中药化合物结构的相似性为距离度量，由结构相似的中药化合物的寒热药性来确定待测中药化合物的寒热药性，建立中药化合物寒热药性与化合物结构的相关关系，为进一步研究中药寒热药性提供参考。

一、大间隔最近邻分类方法

k-近邻算法是模式分类中一种简单有效的分类算法，其基本原理是根据与测试样本距离最近的 k 个训练样本的类别来决定测试样本的分类。虽然 k-近邻算法应用很广，但是有两个重要因素会影响其分类准确率，分别是距离度量的选择和 k 值的选取。近年来，国内外学者针对以上两个方面来提升 k-近邻算法的分类性能，并提出了一些改进的算法。Weinberger 等人提出大间隔最近邻分类方法［large margin nearest neighbor（LMNN）］。LMNN 利用类标签信息定义目标函数，采用半定规划来求解目标函数，其基本思想是在新的度量下，k-近邻算法的近邻点属于同一类，而不同类的点应该用一个尽可能大的间隔隔开。

大间隔最近邻分类是一种最近比较热门的分类方法，这种方法可以从整体上进行度量学习，而不考虑数据分布的局部性。

假设一组样本 x_1，x_2，$\cdots$，x_n，其中 $x_i = \{x_{i1}$，x_{i2}，$\cdots$，$x_{id}\}$，标签为 $y_i \in \{1, 2, \cdots, c\}$（$i = 1, 2, \cdots, n$）。大间隔最近邻分类使用的距离公式为：

$$D\ (x_i,\ x_j) = \|A\ (x_i,\ x_j)\ \|^2 = (x_i - x_j)^T A^T A\ (x_i - x_j) \qquad (5.2)$$

A 是一个 $d \times d$ 的矩阵，就是大间隔最近邻分类要寻找的变换。

大间隔最近邻分类的目标函数有两部分组成：第一部分是用来惩罚目标近邻间的大距离，也就是为了缩小同类之间的距离。第二部分类似于支持向量机中的大间隔，用来惩罚不同类之间的小距离，目的是为了扩大不同类之间的距离。大间隔最近邻分类的目标函数中的所用的变换距离如公式所示，目标函数如下。

$$\varepsilon\ (A) = \sum_{ij} \eta_{ij} \|A\ (x_i - x_j)\ \|^2 + c \sum_{ijl} \eta_{ij}\ (1 - y_{il})\ \big[1 + \|A\ (x_i - x_j)\ \|^2 - \|A\ (x_i - x_l)\ \|^2\big]_+ \qquad (5.3)$$

权重因子 c 用来控制两个部分所占的比重，二值变量 $y_{il} \in \{1, 0\}$ 表示 x_i 和 x_j 是否属于同类。函数 $[z]_+ = \max\ (z, 0)$ 表示标准的 hinge 损失。

二、中药化合物寒热平药性评价模型构建

本研究致力于引入大间隔最近邻距离度量学习算法度量中药化合物的相似性，构建改进的 k-近邻寒热药性分类预测辨识模型。首先针对不同的药性辨识需求，进行数据筛选，建立适合的药性辨识数据集。与上一节所述，本节研究的中药化合物数据集包含 763 个寒性化合物和 763 个热性化合物，随机选取 900 个中药化合物为训练集（其中寒性化合物和热性化合物各约 450 个人），剩余 626 个化合物为测试集。其次，根据筛选的数

据集，引入大间隔最近邻距离度量学习算法学习一个距离度量，该距离度量可以度量化合物结构的相似性。最后，根据该距离度量由大到小进行排序，距离最小的中药化合物为最相似的化合物，计算查询中药化合物的寒性概率，构建基于 LMNN 的寒热药性预测辨识模型。本研究中，寒热药性辨识模型标记为 LMNNch 模型。

本研究构建的药性预测辨识模型可以由以下几种方法测试预测模型的性能，包括分类准确率（ACC）、混淆矩阵、召回率、精确度和 F-分数。

三、实验结果与分析

本节对提出的模型进行综合分析，并根据 LMNNch 模型给出一个寒热药性识别样例。针对 LMNNch 模型，763 个寒性化合物与 763 个热性化合物被用于构建该模型。626 个化合物的测试集被用于评估提出模型的整体性能，该测试集的预测准确率为 81.2%（508/626）。表 5-3-1 显示了中药化合物的寒热药性的预测混淆矩阵。表 5-3-1 中，263 个寒性化合物被预测为寒性的，57 个寒性化合物被错分为热性的，寒性化合物的预测准确率为 82.2%（263/320）。245 个热性化合物被预测为热性的，61 个热性化合物被错分为寒性的，热性化合物的预测准确率为 80.1%（245/306）。从寒热药性化合物的预测准确率可以看出，构建的 LMNNch 方案对寒性化合物和热性化合物都具有较高的预测精度。表 5-3-2 显示了中药化合物寒热药性预测的召回率、精确度和 F-score。综合表 5-3-1 和表 5-3-2，实验结果表明，提出的方案具有较好的寒热药性分类性能。

表 5-3-1　中药化合物寒热药性识别的混淆矩阵

真实值	预测值	
	寒	热
寒	263	57
热	61	245

表 5-3-2　中药化合物寒热药性识别的召回率、精确度和 F 值

	Cold	Hot
Recall	0.822	0.801
Precision	0.812	0.811
F-score	0.817	0.806

四、讨论与结论

本研究建立了一个基于中药化合物结构相似性的中药寒热药性识别分类方案，该方案通过分子描述符来表征化合物的结构特征，由大间隔最近邻度量中药化合物结构的相似性。实验结果表明，该方案在中药化合物的寒热药性识别上具有较高的预测精度，该方案对预测中药化合物的药性是可行和有效的。中药化合物的结构与中药寒热药性密切相关。到目前为止，这是第一个基于中药化合物结构特征相似性识别中药化合物寒热药性的预测模型。

本研究主要针对"中药化合物的结构决定了中药化合物的药性，结构相似的化合物可能具有相同或者相似的药性"这一科学假说展开研究，量化化合物结构的相似性为中药化合物分子描述符的距离度量，分子描述符的距离度量越小表示化合物结构越相似，进而构建了中药化合物寒热药性的识别分类模型。

实验结果证明，大间隔最近邻度量可以用于计算中药化合物结构的相似性，在此基础上构建的中药寒、热、平药性预测识别模型是合理的、可行的。更进一步，与上一节的 KNNch 模型相比，提出的 LMNNch 方案在相同的实验环境下，中药寒热药性的准确率更高，因此，LMNNch 方案在挖掘中药化合物相似性上具有显著优势。

中药或中成药是化合物的混合物。中药整体药性是中药化合物药性的整体反映。参考文献已经证明了中药的药性可以通过它含有的化合物的整体药性进行预测。从药性的观点来看，中成药的药性取决于组成中药的化合物的药性。因此，本文针对中药化合物药性的研究可以为中药整体药性的研究奠定基础，有利于进一步分析中药或中成药的药性。同时，本研究为中成药的生产提供了依据。

第四节　基于极限学习机的寒-热-平药性评价研究

在前期研究中，我们课题组已经通过生物信息学方法分析了中药化合物的寒、热、平药性，发现中药化合物的结构与化合物的寒热药性密切相关，但是中药化合物的寒、热、平药性的预测方法是一个亟待解决的问题。本文主要针对"中药化合物的结构决定了中药化合物的药性"这一科学假说开展研究，探索基于机器学习方法的中药化合物寒热药性分类研究。首先，我们计算分子描述符以表征中药化合物特征，并据此建立中药化合物分子描述符数据库。其次，利用极限学习机（extreme learning machine，ELM）构建基于中药化合物分子描述符数据的中药化合物药性预测模型。极限学习机是一种多类分类算法。再次，通过实验验证了预测模型的可行性。

本文工作是前期研究的延续。在前期研究中，我们通过化学空间可视化大规模分析中药的化合物-药性对（>23000 个结构），以了解其物理化学结构域，并通过计算靶点预测来了解它们对蛋白质作用模式的差异。研究发现，寒性中药化合物具有较低的 clogP，比其他化合物含有更多的脂肪环，并且发现可以控制解毒、清热、心脏发育过程、精神和行为障碍。与之相反，热性中药化合物的平均分子量较低，芳香环系统较多，具有保护心脏、提高生育和性功能、改善内分泌、治疗营养代谢疾病和循环系统疾病等作用。平性中药化合物具有更高的极性表面积，含有更多的环己烯结构，似乎与记忆功能有关。我们推论，不同药性的化合物具有不同的功能。因此，正确判别中药的寒、热、平药性是中医临床诊疗的重要依据。本课题和 Wang 等人的研究不同，本课题致力于从不同的角度研究、判别中药的寒、热、平药性。比如，Wang 等人只分析了 115 味中药，我们的研究将样本扩展到 2444 味中药；Wang 等人只研究中药的寒热药性，我们的研究分析了中药的寒、热、平药性；Wang 等人使用多数投票原则来确定中药的寒热药性，然而，它将面临从一个中药中提取所有化合物的问题，而我们的研究重点则集中在分析中药化合物的药性问题方面。

一、极限学习机

极限学习机算法是由黄广斌、朱秦宇和徐庆秀于 2004 年提出的，它作为一种机器学习方法被广泛应用于数据的分类和识别。极限学习机具有良好的泛化能力，其重要原因是算法中特征映射参数的随机初始化增强了各输入特征的相互独立性。它是一个多类分类器，在分类过程中，极限学习机可以将多维空间中的样本投影到标签空间中，从而将具有相似描述符的化合物分类到同一类中。在我们的研究中，极限学习机是用 Mat-lab2018a 编写的。中药化合物药性识别工作流程的概况如图 5-4-1 所示。

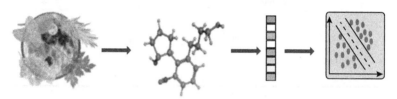

图 5-4-1　中药化合物药性识别工作流程

二、分类模型评估

在后续的测试中，每一个实验重复 10 次，每一次实验的训练集都是随机选择的。因此，本研究中获得的 ACC 值是 10 次实验的均值和方差。

几种方法被用于测试提出的预测模型的性能，包括分类准确率（ACC）、混淆矩阵、召回率、精确度和 F-分数，它们由方程（5.4-5.11）定义。表 5-4-1 是一个混淆矩阵。有一些缩写定义如下。TCC 定义为寒性化合物被预测为寒性的数量；THH 定义为热性化合物被识别为热性的数量；TNN 定义为平性化合物被识别为平性的数量。NCH 定义为寒性化合物被预测为热性的数量；NCN 定义为寒性化合物被预测为平性的数量；

NHC 定义为热性化合物被预测为寒性的数量；NHN 定义为热性化合物被预测为平性的数量；NNC 定义为平性化合物被预测为寒性的数量，NNH 定义为平性化合物被预测为热性的数量。ACC 被定义为寒、热和平性化合物的预测精度。召回率（Recall）表示在实际为正的样本中被预测为正样本的概率，精准率（Precision）表示在所有被预测为正的样本中实际为正的样本的概率。

表 5-4-1　混淆矩阵

Ground truth		Prediction	
	Cold	Hot	Neutral
Cold	TCC	NCH	NCN
Hot	NHC	THH	NHN
Neutral	NNC	NNH	TNN

$$ACC = \frac{TCC+THH+TNN}{Total\ samples} \tag{5.4}$$

$$Recall_{cold} = TCC/（TCC+NCH+NCN） \tag{5.5}$$

$$Recall_{hot} = THH/（NHC+THH+NHN） \tag{5.6}$$

$$Recall_{neutral} = TNN/（NNC+NNH+TNN） \tag{5.7}$$

$$Precision_{cold} = TCC/（TCC+NHC+NNC） \tag{5.8}$$

$$Precision_{hot} = THH/（NCH+THH+NNH） \tag{5.9}$$

$$Precision_{neutral} = TNN/（NCN+NHN+TNN） \tag{5.10}$$

$$F\text{-}score = 2 * Recall * Precision/（Recall+Precision） \tag{5.11}$$

三、结果与讨论

（一）参数配置

在进行药性识别实验之前，极限学习机的一个参数需要被最优化，这个参数就是隐藏层结点的个数。最优的隐藏层结点个数可以进一步提升模型的药性识别性能。在实际的实验环境中，极限学习机算法的隐藏层结点个数不可能是无限的。我们对于不同的结点数目对应的模型性能进行测试，结点数目的变化范围为［20，50，80，100，120，150，180，200，300，500，800，1000］。图5-4-2显示了不同结点数目对应的平均训练ACC值。图5-4-3显示了不同结点数目对应的平均测试ACC值。从图5-4-2可以看出，训练集的分类性能随着隐藏节点的增加而提高。当结点数大于300时，训练精度波动范围较小，在0.98～0.99。因此，增加结点数并不能提高训练精度。同时，在图5-4-3中可以看出，测试性能曲线有一个峰值。这表明当结点的数目在很大范围内变化时，药性识别性能对结点的数目是敏感的。然而，随着结点数的增加，该方案的运行时间也随之增加。因此，较少的隐藏层结点是需要的。在本研究中，我们选取了150个隐藏层节点。

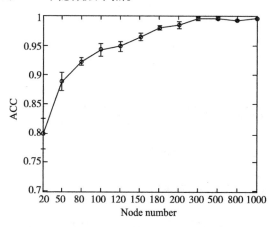

图 5-4-2　对应于不同隐藏层结点的训练 ACC 值

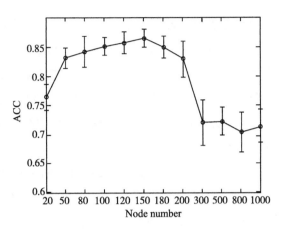

图 5-4-3　对应于不同隐藏层结点的测试 ACC 值

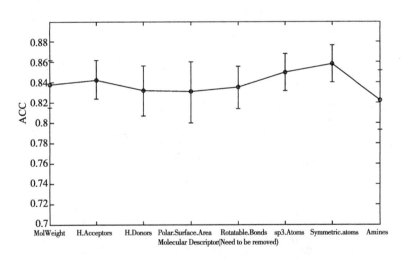

图 5-4-4　不同分子描述符对预测模型的影响

（二）分子描述符分析

由 8 个分子描述符表征的中药化合物的特征在中药化合物的寒、热和中性之间有很好的区分，总体分类性能达到 86.5%。

在本节中，我们分析了不同的分子描述符对预测中药化合物的寒、热和中性的影响。用保留一个分子描述符的方法分析不同分子描述符的影响。每一次，从中药化合物的特征中移除一个分子描述符，并应用剩余的 7 个分子描述符来测试药性识别性能。分类结果如图 5-4-4 和表 5-4-2 所示。从图和表中可以看出，不同的分子描述符对预测模型的分类性能有不同的影响。总而言之，分子描述符对称原子对（Symmetric. atoms）对分类性能的影响最小。当去除对称原子对描述符时，模型的分类精度达到 0.858±0.018。然而，分子描述符胺（Amines）对模型的预测性能影响最大。去除分子描述符胺后，模型的预测精度达到 0.823±0.029。

表 5-4-2　对应于不同分子描述符的预测性能比较

Molecular Descriptor(Romoved)	Performance
Molweight	0.839±0.023
H. Acceptors	0.843±0.019
H. Donors	0.832±0.024
Polar. Surface. Area	0.831±0.030
Rotatable. Bonds	0.835±0.021
sp3. Atoms	0.850±0.018
Symmetric. atoms	0.858±0.018
Amines	0.823±0.029
Overall Performance	0.865±0.015

（三）提出方案的综合分析

本小节对提出的模型进行了综合分析，并给出了一个样例。测试数据集中的 248 个中药化合物被用于评估提出方案的整体

性能，其中 76 个化合物是寒性的，91 个化合物是热性的，81
个化合物是平性的。该测试集的预测准确率为 92.3%（229/
248）。表 5-4-3 显示了中药化合物的药性预测混淆矩阵。从这
个表中，69 个寒性化合物被预测为寒性的，寒性化合物的预测
准确率为 90.8%（69/76）。91 个热性化合物被预测为热性的，
热性化合物的预测准确率为 95.6%（87/91）。73 个平性化合物
被预测为平性的，平性化合物的预测准确率为 90.1%（73/81）。
由此看出，本方案对寒性化合物、热性化合物和平性化合物都
具有较高的预测精度。表 5-4-4 显示了中药化合物药性预测的
召回率、精确度和 F-score。总而言之，获得的结果显示了较好
的分类性能。

表 5-4-3　中药化合物药性识别的混淆矩阵

Ground truth		Prediction	
	Cold	Hot	Neutral
Cold	69	2	5
Hot	4	87	0
Neutral	7	1	73

表 5-4-4　中药化合物药性识别的召回率、精确度和 F 值

	Cold	Hot	Neutral
Recall	0.908	0.956	0.901
Precision	0.863	0.967	0.936
F-score	0.885	0.961	0.918

（四）讨论

本研究主要针对"中药化合物的结构决定了中药化合物的

药性"这一科学假说展开研究，构建了中药化合物寒、热、平药性的识别分类模型。我们证明了基于极限学习机的药性预测模型是合理的、可行的。但也有一些问题需要解决。

数据均衡对我们的方案影响很大。如上图所示，实验结果已经证明了我们的数据均衡方案的可行性和有效性。这不是我们研究的原始实验结果。如果药性识别方案没有数据均衡，则识别性能较差。表5-4-5显示了有无数据均衡的识别方案的性能比较。从比较结果可以看出，采用数据均衡的方案比不采用数据均衡的方案识别性能要高得多。因此，我们的数据库需要筛选更多的热性和平性的中药化合物。

表5-4-5 药性识别方案的分类性能比较

Performance indicators	Classification scheme	
	With data equalization	Without data equalization
Prediction accuracy	86. 5%±1. 5%	77. 2%±1. 7%
F-score(cold)	88. 5%	80. 6%
F-score (hot)	96. 1%	73. 1%
F-score (neutral)	91. 8%	66. 1%

中药化合物药性的研究主要用于分析中药或中成药的药性。中药或中成药是化合物的混合物。参考文献［15］已经证明了中药的药性可以通过它含有的化合物的药性进行预测。如果中药所含有的化合物一半以上是寒性的，则该中药被认定为寒性药。然而，并非所有的中药化合物都在数据库中被报告。从药性的观点来看，中成药的药性取决于组成中药的化合物的药性。比如，热性中成药的制备应该选择热性中药化合物。因此，本研究为中成药的生产提供了依据。

　　鲁棒性是药性评估模型可行性的重要指标。因此，需要一个独立的化合物数据集来测试模型的鲁棒性。在本研究中，除了 248 个测试数据外，还未使用的样本集被用来组装另一个测试集，包括 547 个热性化合物和 817 个寒性化合物。我们选取了 100 个寒性化合物和 100 个热性化合物来测试我们模型的鲁棒性。预测准确率为 77.5%［〔76（寒）+79（热）〕/200］。预测结果见表 5-1-6。由表 5-4-6 可知，寒性化合物和热性化合物的预测准确率分别为 76% 和 79%。实验结果证明了该方案的鲁棒性。

表 5-4-6　一个独立数据集的预测识别结果

Ground truth	Prediction	
	Cold	Hot
Cold	76	24
Hot	21	79

第五节　本章总结

　　在本研究中，我们建立了一个基于极端学习机（ELM）的寒热中药药性识别分类方案，该方案通过分子描述符来预测中药化合物的药性。8 个分子描述符被用来表征一个化合物的特征。实验结果表明，该方案在中药化合物的药性识别上具有较高的预测精度，中药化合物的结构与中药药性密切相关。该方案对预测中药化合物的药性是可行和有效的。到目前为止，这是第一个基于成分的化学结构特征和极限学习机算法识别中药化合物寒热中药性的预测模型。

第六章

中药成分的气相色谱表征及寒热药性评价研究

中药寒热药性理论是中药药性的核心基础理论。多项研究表明中药药性的物质基础是中药成分。尤其是当前的研究（包括我们课题组的研究），已经证明中药成分与中药寒热药性相关性。已有研究发现中药中的挥发油成分与其寒热药性密切相关。王振国课题组主持的国家重点研发计划"中药药性理论相关基础问题研究"提出"寒热药性相似的中药具有相同或者相似的物质基础"的科学假说，在该假说的指导下，本文探索基于挥发油成分相似性的中药寒热药性智能辨识。

气相色谱（Gas chromatography，GC）化学指纹图谱已广泛应用于挥发油成分的分离以分析中药的寒热药性。为了验证上述假说，在本文中，我们研究将中药挥发油成分的相似性量化为气相指纹图谱的相似性，并探索中药挥发油成分与其寒热药性之间的关系。在本研究中，我们利用气相色谱技术分析 61 味寒热药性明确的中药（包括 30 味"寒"中药和 31 味"热"中药）的化学成分。基于该构建的中药气相色谱指纹图谱数据集，本研究提出了一种距离度量学习算法用于 GC 指纹图谱的相似性度量，该相似性度量保证了相似气相色谱之间的语义相关和图谱相似性。此外，本文还提出了一种改进的 k-近邻（kNN）算法来建立预测辨识模型，以识别中药的寒热药性。

第一节 研究背景

作为中药的核心基础理论之一，中药药性理论多年来一直受到研究者的关注。科学家尝试从不同角度对中药药性开展研究，以揭示中药药性的科学内涵。目前的一些研究聚焦于通过中药物质基础分析中药的寒热药性。中药化学成分元素被引入构建三元素数学分析模型，该模型可以用于分析寒热药性的生物学特性差异。有研究通过动物行为学分析中药的寒热药性。一项研究发现，寒性药物可以调节酵母发热大鼠的体温。其他研究发现，寒性与能量代谢率密切相关。另有部分研究通过生物信息学方法揭示中药寒热药性的规律性。Liang 等人引入分子网络技术分析中药的寒热药性，研究发现炎症和免疫调节更多地与热性中药有关，而寒性中药具有影响细胞生长、增殖和发育的趋势。我们课题组通过生物信息学方法研究发现，与寒性相关的化合物具有镇静功能，与"精神和行为障碍"疾病相关。而与热性相关的化合物具有心脏保护功能，与"内分泌、营养和代谢疾病"和"循环系统疾病"相关。

中药药效由中药的物质基础决定，中药药效是鉴定中药药性的核心，因此，中药的物质基础间接决定了中药的药性。当前对中药药性的研究主要集中于揭示中药寒热药性与中药物质成分之间的关系。中药药性的物质基础研究表明，大多数热性药含有挥发油，而寒性药含有糖苷。中药寒热药性与中药的化学成分密切相关。比如，挥发油中含有芳香成分的中药通常是热性的。中药化学指纹图谱技术已经被广泛用于分析中药的化学成分信息。因此，研究人员探索通过中药化学指纹图谱辨识中药的寒热药性。

如前所述，中药寒热药性的智能辨识已经被广泛研究。我们课题组之前的研究主要集中于基于紫外光谱的中药寒热药性识别。然而，中药气相指纹图谱尚未得到深入研究。本研究发现，气相色谱技术能够提取中药的挥发油信息，因此研究基于挥发油成分信息的中药寒热药性判别可能会获得更高的药性评价性能。此外，大多数研究使用现有的经典算法来构建寒热药性预测模型，这会导致分类效果不佳。根据中药指纹图谱数据的特征设计分类器可能会提高中药药性识别性能。本研究首先采用气相色谱技术提取中药成分的特征信息，然后构建距离度量学习算法来度量中药气相指纹图谱的相似性，最后建立中药寒热药性预测模型来识别中药的寒热药性。

第二节 材料与方法

一、中药气相色谱数据库

本研究分析了 61 味具有代表性、药性明确的中药，其中 30 味为"寒"药，其他为"热"药。所有中药的相关信息均已在经典典籍《中华本草》和《神农本草经》中有所记载。气相色谱技术的普通进样方式被用于提取中药成分的特征信息。实验所用仪器为 GC6890N GC 和色谱数据处理系统；试剂为蒸馏水、无水硫酸钠、乙酸乙酯。本研究共记录了 61 味中药的气相色谱指纹图谱信息，用于中药寒热药性的识别。图 6-2-1 显示了肉桂和知母的气相色谱指纹图谱。

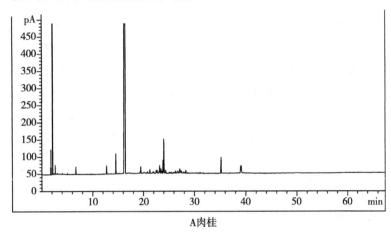

A肉桂

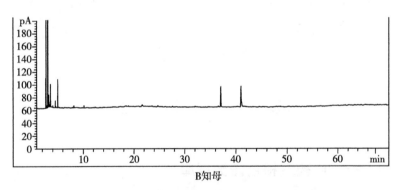

B知母

图 6-2-1　肉桂和知母的气相色谱指纹图谱

二、气相色谱指纹图谱的相似性

在本文中，我们研究了中药寒热药性与中药物质成分之间的相关关系。气相色谱反映了中药的挥发油成分信息。因此，我们在中药气相色谱指纹图谱的基础上探索揭示中药寒热药性的物质基础。根据目前的研究，物质成分是中药寒热药性的物质基础。受启发于假说"寒热药性相似的中药应该具有相同或者相似的物质基础"，如果中药的挥发油成分信息相似，我们认为它们的药性是相似性。因此，具有相似气相色谱指纹图谱的中药应该具有相似的药性。

中药气相色谱指纹图谱的相似性已被广泛应用于中药的质量评价。受启发于质量评价研究，本研究将中药气相色谱指纹图谱的相似性应用于评价中药的寒热药性。我们创新性地将中药成分的相似性定义为指纹图谱的相似性和语义相关。指纹图谱的相似性是中药成分的特征相似性，即两味中药的气相色谱是相似的。语义相关取决于中药的寒热药性标签，这意味着如果两味中药具有相同的标签，则它们在语义上是相似的。本文研究学习马氏距离来度量中药成分的相似性，该相似性保证了中药的指纹图谱相似性和语义相关性。马氏距离越小，气相色谱的相似性越高。

（一）相似性度量

如上所述，指纹图谱相似性定义为中药气相色谱的相似性。指纹图谱相似性反映了中药成分特征的相似性。受启发于肺结节图像特征相似性，本研究探索块对齐框建模指纹图谱的相似性。如第三章第二节所述，马氏距离可由公式（3.5）计算得到，计算该马氏距离，需要学习投影矩阵 A。

给定一个指纹图谱数据集 $X = [x_1, \cdots, x_n]^T \in R^{n*d}$，对于每一个指纹图谱 $x_i \in X$ 和它的局部数据块 X_i，X_i 是由 x_i 的 k-近邻构建，表示为 $X_i = [x_i, x_{i_1}, x_{i_2}, \cdots, x_{i_k}] \in \mathbb{R}^{d*(k+1)}$。存

在一个线性变换模型 $f_i: X_i -> Z_i$，$Z_i = X_i^T W_i + 1_{k+1} b_i^T$，可以将每一个 X_i 映射为新的特征表示：$Y_i = [y_i, y_{i1}, \cdots y_{i_k}]^T \in \mathbb{R}^{(k+1)*r}$，$W_i \in \mathbb{R}^{d*r}$ 是局部映射矩阵，$b_i \in \mathbb{R}^r$ 是偏置。数据块和近邻是由欧氏距离选择。

为了学习该线性变换模型，需要最小化局部数据块的变换误差：

$$\arg \min_{Y_i, W_i, b_i} \| Y_i - (X_i^T W_i + 1_{k+1} b_i^T) \|^2 + \mu tr (W_i^T W_i) \qquad (6.1)$$

公式（6.1）中，下标 i 表明目标函数是由 x_i 对应的数据块训练的，μ 是一个正则参数。

假设 X_i 是中心化的，则 $X_i 1_{k+1} = 0_d$。为了获得（6.1）的最优解，设置公式（6.1）关于 b_i 和 W_i 的导数为 0，然后得到解如下：

$$\begin{cases} b_i = \dfrac{1}{k+1} Y_i^T 1_{k+1} \\ W_i = (X_i X_i^T + \mu I_d)^{-1} X_i Y_i \end{cases} \qquad (6.2)$$

将（6.2）中的 W_i 和 b_i 替换到目标函数（6.1）中，然后执行简单的矩阵操作，（6.1）被转换为：

$$\arg \min_{Y_i} tr (Y_i^T L_i Y_i) \qquad (6.3)$$

在公式（6.3）中，$L_i = H_{k+1} - X_i^T (X_i X_i^T + \mu I_d)^{-1} X_i$，其中 $H_{k+1} = I_{k+1} - \dfrac{1}{k+1} 1_{k+1} 1_{k+1}^T$。注意到矩阵 $X_i X_i^T + \mu I_d$ 的逆肯定是存在，因为当设置 $\mu > 0$，核函数为径向基核（RBF kernel）或拉普拉斯核（Laplacian kernel）时，矩阵是正定的。

在获得 L_i 之后，全局对齐如下：

$$\arg \min_Y tr (Y^T L Y) \qquad (6.4)$$

全局对齐矩阵 L 计算如下：

$$L= \begin{bmatrix} S_1, & \cdots, & S_n \end{bmatrix} \begin{bmatrix} L_1\cdots 0 \\ \cdots \\ \cdots \\ \cdots \\ 0\cdots L_n \end{bmatrix} \begin{bmatrix} S_1, & \cdots, & S_n \end{bmatrix}^T \qquad (6.5)$$

在（6.5）中，$\{S_i\}_{i=1}^n$ 是一个选择矩阵，满足 $Y_i = S_i^T Y$。

根据线性假设 $Y = X^T A$，得到全局数据块误差：

$$\arg \min_{A^T A = I} tr \ (A^T X L X^T A) \qquad (6.6)$$

根据语义相关的定义，它表示寒热药性的可分性。当类内散度矩阵的值减小或类间散度矩阵的值增大时，可以增加类的可分性。这可通过差分散射判别准则（DSDC）公式建模，其定义如下：

$$A = \arg \max \ (tr \ (A^T S_B A) - \lambda tr \ (A^T S_W A))$$

$$= \arg \min \ (tr \ (A^T (S_W - \lambda S_B) A)) \qquad (6.7)$$

公式（6.7）中，S_B 是类间散度矩阵，S_W 是类内散度矩阵，A 是投影矩阵。λ 是一个非负调优参数，用于均衡最大化类间散度和最小化类内散度之间的相对优势。总得来说，公式（6.7）是从语义的角度思考相似性度量，它保证了数据的类内散度越小越好，类间散度越大越好。

中药成分的相似性包括指纹图谱相似性和语义相关性。因此，我们将指纹图谱相似度的公式（6.6）和语义相关性的公式（6.7）结合起来，构建相似度度量模型。相似性度量模型如下所示：

$$A = \arg \min tr \ (A^T (X L X^T + S_W - \lambda S_B) A)$$

$$= \arg \min tr \ (A^T Q A) \qquad (6.8)$$

其中 $Q=XLX^T+S_W-\lambda S_B$，XLX^T 可以通过无标签的样本集 X 计算获得，$S_W-\lambda S_B$ 则需要通过有标签的样本集 X 计算获得。

（二）投影学习

为了学习此距离度量，有必要尽可能避免数据集低维表示的冗余。一种方法是使投影方向正交，即，

$$A^*=\arg \min tr\ (A^TQA)$$
$$s.\ t.\ A^TA=I \qquad\qquad (6.9)$$

在公式中，最优解投影矩阵 A^* 来自于矩阵 Q 的特征值分解，A^* 可以由矩阵 Q 的对应于最小 μ 个特征值的特征向量构建。A^* 带入公式（3.5）即可得到马氏距离。

三、基于改进 kNN 的寒热药性识别方案

根据学习到的马氏距离，本研究提出了一种基于相似性的 kNN 方法来识别中药寒热药性。改进 kNN 方案描述如图 6-2-2 所示。对于寒热药性未知的中药，我们首先通过气相色谱法测定该中药的成分信息，然后计算该中药与药性明确中药数据集的气相色谱指纹图谱的相似性。基于相似性和马氏距离的 k-近邻算法（the similarity-based kNN algorithm with Mahalanobis distance，SNNM）需要计算马氏距离最小的相似中药。气相色谱最相似的中药是按查询中药的马氏距离度量的增加进行排序的。气相色谱最相似的 r 味中药对应马氏距离度量最小的 r 味中药。最后，计算药性未知中药的寒性概率来表示该中药的寒性程度，即计算搜索到的寒性中药的味数与搜索到中药总味数的比率。公式为：

$$p = \frac{c}{r}, \quad c+h = r \tag{6.10}$$

其中 c 是寒性中药的味数，h 是热性中药的味数。给定阈值 $P_T = 0.5$，如果 $p \geq p_T$，我们认定该中药是寒性的；否则，它是热性的。

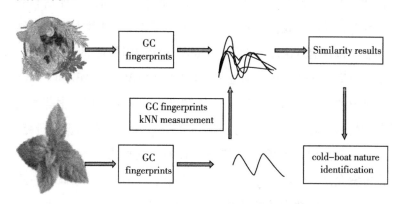

图 6-2-2　改进 kNN 方案

四、基于 SNNM 的寒热药性识别算法

给定中药指纹图谱数据集 $X = [x_1, x_2, \cdots, x_n] \in R^{d*n}$ 及分类数目 C。

1. 计算变换矩阵 A。特征值分解矩阵 Q 计算矩阵 Q 的特征值最小的 r 个特征向量。然后，根据公式（6.9），计算变换矩阵 A。

2. 计算马氏距离 $d(x_i, x_j)$。根据公式（3.5），计算中药指纹图谱 x_i 和 x_j 之间的马氏距离 $d(x_i, x_j)$。

3. 相似性度量。以计算的马氏距离替换欧氏距离，使用 k-近邻算法计算对应于最小马氏距离的 k 个中药指纹图谱。

4. 寒热药性识别。计算搜索到的寒性中药的味数与搜索到中药总味数的比率。

五、评价性能评估

在本小节中，为了评估所提出的 SNNM 方案的有效性和可行性，大量寒热药性识别实验被设计执行。针对外推评估和稳定性评估实验，我们比较了提出的方案和最先进的方案的识别性能，包括信息论度量学习（ITML）、大间隔最近邻（LMNN）、检索方案（RS）、PCC 和极限学习机（ELM）。ITML 和 LMNN 是经典的距离度量学习算法。RS 和 PCC 已经被应用于中药寒热药性的识别研究。ELM 已用于中药化合物寒热药性的识别研究。所有的药性识别实验都是基于现有中药气相指纹图谱数据集。该方案允许研究者通过搜索药性明确的、指纹图谱相似的中药来测试未知药性中药的寒热药性。在本研究中，我们首先采用气相色谱法提取中药成分信息。其次，我们提出了一种用于中药寒热药性识别的 SNNM 方案。最后，我们设计了大量的实验来验证我们提出的方案的可行性。

在设计的实验中，外推评估表示根据检索到的相似中药的药性评估未知中药的寒性程度。我们将中药指纹图谱数据集划分为训练集和测试集，并计算每个测试集中药属于寒性中药的概率。通过改变寒性概率阈值，计算受试者工作特征曲线（ROC）。ROC 曲线下面积（AUC）和识别准确率（ACC）用于评估我们方案的性能。ACC 的公式为：$ACC = \dfrac{n}{r}$，其中 n 是准确识别寒热药性中药的数量，r 是待识别中药的总数。

第二种评估方法——稳定性评估，反映了检索到的中药中，与查询中药在语义上相关的中药的比例，这可以通过在整个中药指纹数据集中采用留一法来计算。在本评估方案中，每味中药的寒性概率可根据剩余 60 味训练中药中搜索到的"最相似"中药进行计算。最后，得到了 61 味中药的寒性概率。我们将稳定性评估计算为：

$$R\left(q_i^r\right) = \frac{\sum_{j=1}^r I\left[y_i = y_j\right]}{r} \tag{6.11}$$

在公式（6.12）中，$R\left(q_i^r\right)$ 是 r（搜索到的"最相似"的中药的数量）的函数，表示在前 r 个排列的最相似中药中，和第 i 个查询中药具有相同标签的中药的比例。总体稳定性评估是测试数据集中所有中药计算精度的平均值。在本研究中，我们通过随机的 10 次实验进行了外推评估和稳定性评估。

第三节　实验结果

一、参数设置

在本节中，几个参数需要被设置用于药性识别。参数分析是在中药气相色谱数据集环境下执行的。在我们的实验中，我们分析了几个参数，包括公式（6.1）中用于块构建的 μ，公式（6.7）中用于权衡的因子 λ，kNN 方案中检索到的中药数量 k。

在本研究中，稳定性评估被用于设置识别模型的参数。AUC 和 ACC 值被计算评估不同参数（μ、λ、k）对应模型的药性识别性能。AUC 和 ACC 值被计算为设置参数的函数，以获得更全面的曲线，用于我们提出方案的性能评估。图 6-3-1 显示了基于气相色谱数据的寒热药性识别的 AUC 和 ACC 值曲线。μ 的取值范围设置为 $[10^{-8}, 10^{-6}, 10^{-4}, 10^{-2}, 1, 10^2, 10^4, 10^6, 10^8]$。在图 6-3-1 中，提出方案不适用于较大的 μ。当 $\mu \geq 10^4$ 时，我们方案的药性识别性能开始下降。综合分析 ACC 和 AUC 值曲线，当 $\mu = 10^{-4}$ 时，我们提出的方案达到最优值。在本实验中，均衡因子 λ 设置为 1，检索到的中药数量 k 设置为 5。

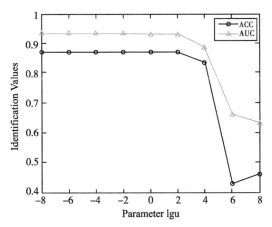

图 6-3-1 **The curves of AUC and ACC value for the nature classification**

在本研究中，公式（6.7）中用于权衡的因子 λ 被研究评估寒热药性识别性能。参数 λ 的取值范围被设置为 $[10^{-8}, 10^{-6}, 10^{-4}, 10^{-2}, 1, 10^2, 10^4, 10^6, 10^8]$。图 6-3-2 显示了基于不同参数 λ 的 AUC 和 ACC 值曲线。根据图 6-3-2，我们的方案对于参数 λ 是不敏感的。无论参数值是什么，模型的性能都保持在一定的水平。设置 $\lambda = 1$，我们模型的 AUC 和 ACC 值分别为 0.8689 和 0.9333。在本实验中，参数 μ 被设置为 10^{-4}，检索到的中药数量 k 设置为 5。

更进一步，提出方案中检索到的中药数量 k 被设置用于评

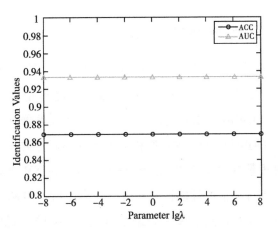

图 6-3-2 **The curves of AUC and ACC values with different λ**

估提出方案的预测性能。参数 k 的值被设置为 $[1, 3, 5, 7, 12,$ $15, 20]$。图 6-3-3 显示了基于不同 k 值的 AUC 和 ACC 值曲线。从图中可以看出，随着 k 值的增加，我们方案的识别性能趋于下降。综合分析 AUC 和 ACC 值曲线，当 $k=5$ 时，我们方案达到最优识别性能。在本实验中，参数 μ 被设置为 10^{-4}，权衡因子 λ 设置为 1。

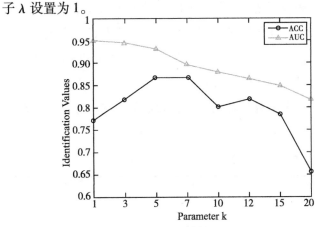

图 6-3-3 **The curves of AUC and ACC values with different k**

二、模型性能评估

为了证明我们提出的 SNNM 方案预测中药寒热药性的可行性和有效性，本研究比较了 SNNM 方案和经典距离度量模型（即 ITML、LMNN）或者其他中药寒热药性分类器（RS、PCC 和 ELM）的预测性能。皮尔逊相关系数（PCC）被作为气相色谱相似性度量的比较参考。表 6-3-1 显示了 SNNM 方案和其他算法之间外推评估的性能比较。对于外推评估，40 味中药被随机挑选为训练集，其中寒性和热性中药各为 20 味，剩余中药作为测试集。外推评估模型的参数设置为 $\lambda = 1$，$\mu = 10^{-4}$，$k = 7$。各种比较模型的参数都是最优化设置的。根据寒热药性的分类结果，我可以得出如下结论。

第一，我们方案 SNNM 的药性识别性能是最优的，优于 RS 算法。RS 算法只考虑了指纹图谱之间的语义相关。因此，指纹图谱的相似性对于中药成分的相似性度量同样重要。

第二，距离度量学习算法与 ELM 及 PCC 算法相比具有更好的分类性能，这证明基于中药成分相似性度量的中药药性识别是可行的，也表明气相色谱相似的中药具有相似的中药药性。

第三，基于气相色谱的 ELM 算法对于寒热药性的识别是糟糕的。最后，根据外推评估性能，我们的方案对于寒热药性识别是有效的。

表 6-3-1　外推评估比较

Classifiers	AUC	ACC
ITML	0.872	0.823
LMNN	0.855	0.786

（续表）

Classifiers	AUC	ACC
ELM	0.587	0.525
RS	0.882	0.824
PCC	0.834	0.754
SNNM	0.891	0.852

表 6-3-2 显示了 SNNM 方案与其他算法稳定性评估的性能比较。根据中药寒热药性的预测结果，我们可以得出与表 6-3-1 类似的结论。我们的结论如下。首先，我们的方案 SNNM 在药性识别方面优于比较的算法。其次，距离度量学习算法在寒热药性识别方面优于 ELM 和 PCC。再次，我们方案的稳定性评估是最好的。最后，表 6-3-1 和表 6-3-2 全面验证了我们方案的可行性和有效性。

表 6-3-2 稳定性评估比较

Classifiers	AUC	ACC
ITML	0.896	0.869
LMNN	0.894	0.869
ELM	0.683	0.623
RS	0.872	0.820
PCC	0.603	0.557
SNNM	0.9333	0.869

三、寒热药性识别样例

留一法被用于计算寒热药性识别样例。表 6-3-3 显示了两味中药的药性识别样例。查询中药（第二行）和与它们最相似的 7 味参考中药显示在该表中。相似参考中药由 SNNM 方案计

算获得并根据马氏距离单调递增的顺序排列，7味马氏距离最小
的中药作为相似参考中药。

寒性药知母和热性药吴茱萸被挑选为样例的查询中药，以
阐述寒药药性识别的原理。在第二列中，查询中药是知母，这
是一味寒性药。计算的相似参考中药为6味寒性药和1味热性
药。计算出的寒性概率为85.7%，这意味着查询中药大概率是
寒性的。在第三列中，查询中药是吴茱萸，这是一味热性药。
计算的相似参考中药均为热性药。计算出的寒性概率为0，这意
味着查询中药最可能是热性的。寒热药性识别样例表明，气相
色谱相似的中药具有相似的中药寒热药性。

表 6-3-3　nature identification examples. The top $k=7$ similar CHMs are arranged in the order of monotonically increasing Mahalanobis distance. Cold/hot nature labels are denoted in the brackets.

Prediction examples	CHMs with cold nature	CHMs with hot nature
Query CHMs	Anemarrhena Asphodeloides Bunge (cold)	Euodiae Fructus(hot)
The similar reference CHMs	Phellodendri Chinensis Cortex (cold)	Notopterygii Rhizoma et Radix (hot)
	Isatidis Folium (cold)	Corydalis Rhizoma (hot)
	Lophatheri Herba (cold)	Aconiti Lateralis Radix Praeparata (hot)
	Stephaniae Tetrandrae Radix (cold)	Alpiniae Katsumadai Semen (hot)
	Puerariae Lobatae Radix (cold)	Psoraleae Fructus (hot)
	Gardeniae Fructus (cold)	Nardostachyos Radix et Rhizoma (hot)
	Notopterygii Rhizoma et Radix (hot)	Aucklandiae Radix (hot)

四、模型整体预测性能

在本研究中，我们设计实验对提出的 SNNM 方案进行了全面评估。混淆矩阵、召回率、精确率和 F-score 被引入作为评价指标。61 味中药的识别混淆矩阵如表 6-3-4 所示。热性药的识别准确率为 87.1%（27/31），而寒性药的预测准确率为 86.7%（26/30），总体识别准确率为 86.9%（53/61）。表 6-3-5 列出了 61 味中药的识别召回率、精确度和 F-score。综合分析表 6-3-4 和表 6-3-5 可以得出结论，我们的方案对基于气相色谱的寒热药性识别具有良好的预测性能。挥发油的成分与中药的寒热药性密切相关。图 6-3-4 显示了寒热药性识别的 ROC 曲线。

表 6-3-4　Confusion matrix of 61 CHMs

Ground Truth	Identification	
	Cold	Hot
Cold	26	4
Hot	4	27

表 6-3-5　The recall, precision and F-score of 61 CHMs

	Cold	Hot
Recall	86.7%	87.1%
Precision	86.7%	87.1%
F-score	86.7%	87.1%

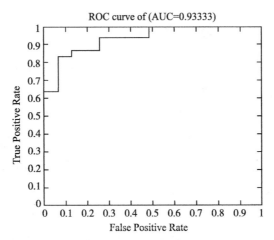

图 6-3-4 The ROC curve of cold-hot nature identification

第四节 讨论与结论

中药气相色谱指纹图谱对现有的距离度量学习方法提出了挑战。传统的相似性度量方法（如皮尔逊相关）存在高维问题。经典距离度量学习算法，如 ITML 和 LMNN，则只考虑了中药成分的语义相关而没有考虑指纹图谱的相似性。然而，单独的语义相关不能全面反映中药的相似性。本研究引入指纹图谱相似性和语义相关来表示中药成分的相似性。该模型更符合中药指纹图谱数据的特征。我们发现指纹图谱的相似性对于相似性度量非常重要，可以有效提高中药寒热药性的识别准确率。

挥发性成分是中药的重要组成部分，对中药的疗效起着重要作用。本研究采用气相色谱法提取中药的挥发性成分。研究发现，挥发性成分与中药的寒热药性密切相关。根据我们以往关于中药寒热药性识别的研究，气相色谱法比紫外光谱法具有更好的药性识别准确率。这间接证明了中药挥发油成分与中药寒热药性之间的相关性。

经典的分类方法（如 ELM）是不考虑数据特征的通用分类器，这些分类器面临样本量小、特征维度高的问题，导致分类准确率低。与经典分类方法相比，我们提出的方案不仅考虑了样本的类别可分性，而且引入了指纹图谱的相似性，因此，我们的方案取得了更好的识别性能。

然而，我们的研究仍然存在一些局限性。首先，本研究仅使用气相色谱法分析挥发油成分，其他中药成分没有纳入考虑。后续，我们希望探索基于中药全成分信息的寒热药性识别方案。其次，我们使用距离度量研究气相色谱的相似性，指纹图谱具有高维、小样本的特点。基于这些特点，预测模型的设计是未来研究的重点。再次，本研究着重建立一个基于中药成分特征相似性的寒热药性识别方案。中药成分的特征尚未被彻底挖掘，在未来，我们将结合更有效的指纹图谱信息来表征 CHM 成分，以进行寒热药性识别。

在本研究中，我们提出了一个 SNNM 方案来预测识别中药的寒热药性。气相色谱法被用于分析中药的挥发油成分。研究发现，挥发油成分与中药的寒热药性密切相关。我们证明，如果中药的成分相似，则其药性相似。基于中药的气相色谱指纹图谱，大量的评价实验证明，我们的方案在寒热药性识别方面比经典分类器有更好的性能。

第七章
寒热药性研究总结与展望

一、本项目研究工作总结

在现代中药药性研究中，建立公认的寒热药性的评价方法是关键科学问题，这对于中药新药开发和临床用药具有重要的指导意义。但是现有的中药寒热药性评价方法的准确率、鲁棒性等方面还有待提高。特别是中药成分表征上比较局限，分类算法选择经典分类算法，而没有考虑中药成分特征的特点进行算法设计。

本项目主要围绕科学假说"寒热药性相似的中药具有相同或者相似的物质基础"，从中药成分表征和寒热药性分类算法两个方面开展研究。在成分表征上，不仅仅考虑单图谱的中药成分表征，而且融合多种溶剂图谱进行中药成分表征。分类算法则研究通过距离度量学习算法度量中药成分的相似性，进而对中药的寒热药性进行评价。研究内容涉及中药成分的多元图谱表征、成分相似性度量模型构建和中药化合物药性评价等。主要的结论如下。

1. 中药成分可以由化学指纹图谱表征　本研究选取的中药选自《神农本草经》《新修本草》等权威书籍收录的中药材中药性明确且具有代表性的 61 味药物，包括 31 味热性药和 30 味寒性药。对于每一味中药，我们提取了紫外光谱、红外光谱、气相色谱和液相色谱等成分特征数据。通过本书第二章和第三章的研究，我们构建了基于中药化学指纹图谱的中药寒热药性评价模型，并获得了较高的评价准确率，因此我们推论中药成分可以由化学指纹图谱表征。

2. 中药药性的物质基础是中药成分 本研究是国家重点研发计划"973"计划项目"中药药性理论相关基础问题研究"（NO：2007CB512600）的延续。该项目已经通过大量的研究证明中药药性的物质基础是中药成分。本研究通过中药化学指纹图谱表征中药成分，建立中药成分相似性度量模型，对中药的寒热药性进行评价研究。研究发现，中药指纹图谱可以较好地分析中药成分，并取得较高的寒热药性分类准确率。本研究进一步证明了中药药性的物质基础是中药成分。

3. 寒热药性相似的中药具有相同或者相似的物质基础，成分相似的中药，其药性也是相似的 在第二章和第三章中，我们通过皮尔逊相关系数、马氏距离度量等构建了中药指纹图谱的相似性度量模型，并根据该模型建立了中药寒热药性的评价方法。研究结果证明，本研究提出的相似性度量模型用于中药药性评价是有效的和可行的。本研究从多溶剂图谱及相似性度量模型等不同角度证明了科学假说是成立的，即：寒热药性相似的中药具有相同或者相似的物质基础。

4. 多溶剂图谱更能表征中药的整体成分 在本研究中，我们通过多种溶剂图谱提取中药的成分特征。然而研究发现，单一溶剂图谱无法完全表征中药的整体成分特征。多溶剂图谱融合可以更好地表征中药整体成分。

5. 中药化合物的结构决定了化合物的寒热药性　本项目针对中药化合物的寒热药性展开研究。中药化合物分子描述符被用于表征中药化合物的结构特征；极限学习机被用于建立中药化合物寒热药性的评价模型。研究结果表明，分子描述符可以表征中药化合物的结构特征，中药化合物的寒热药性由化合物结构决定。

6. 中药挥发油成分与中药寒热药性密切相关　根据假说"寒热药性相似的中药具有相同或者相似的物质基础"，本研究探索基于挥发油成分相似性的中药寒热药性智能辨识。本研究将中药成分相似性定义为中药指纹图谱相似性和语义相关，并在此基础上建立中药成分相似性度量算法，然后以气相色谱表征中药成分挥发油成分特性，建立中药寒热药性评价模型。实验结果表明，中药挥发油成分与中药寒热药性密切相关，也进一步验证了假说"寒热药性相似的中药应该具有相同或者相似的物质基础"的合理性。

本文的研究涉及两个科学假说，分别为：寒热药性相似的中药具有相同或者相似的物质基础，中药化合物的结构决定了中药化合物的寒热药性。本文从三个方面针对该假说展开研究。根据第二、三章，本文通过多个相似性度量模型对第一个假说展开阐释，研究结果证明了第一个假说是可行的。第四章则针对第二个假说展开研究，通过中药化合物分子描述符与极限学习机建立中药化合物寒热药性评价模型，研究结果证明了第二个假说的可行性。

二、进一步工作展望

尽管目前针对中药寒热药性的评价已经进行了大量的研究，

但也面临准确率不高、推广难度大等问题，中药寒热药性研究仍然处于初步的探索阶段，尚有一些关键问题亟待解决，进一步的工作主要从以下几方面展开。

1. 基于多图谱融合的中药寒热药性预测研究　　在本研究中，我们提取了紫外光谱、红外光谱、气相色谱和液相色谱等成分特征数据。但是，已有的研究只是将多种溶剂的紫外图谱数据进行融合，建立了基于多溶剂紫外图谱的中药寒热药性评价模型。然而，单一图谱尚不能充分分析中药的整体成分，紫外光谱、红外光谱、气相色谱和液相色谱分别从不同层面提取了中药的成分信息，因此，多图谱融合更能表征中药的整体成分信息。研究基于多图谱融合的中药寒热药性评价模型是下一步研究的方向。

2. 语义相关性结合图谱相关性　　本研究将中药成分的相似性定义为语义相关，但是从图谱的角度研究是远远不够的，仅仅从语义上相关不能表示成分相似性的全部。因此，结合以前的相似性度量的研究，在后续的研究中，拟引入图谱相似性，即中药成分的相似性分为：语义相关和图谱相似。希望通过对语义相关和图谱相似进行距离度量学习建模，学习的相似性度量保证了中药成分之间的既是语义相关的也是图谱相似的。

3. 寒热药性标志物研究　　受启发于中药质量标志物，中药寒热药性标志物研究以少量代表性成分定性、定量表征中药整体药性属性及其生物效应。课题组定义中药寒热药性标志物为：中药中能够表征其寒热药性的物质成分。在中药寒热药性评价研究的基础上，通过中药成分的相似性，提取中药寒热药性标志物是未来研究的方向。

4. 升降浮沉药性研究   中药药性研究中，寒热药性的现代研究已经开展得有声有色，提出了大量的科学假说，取得了大量的研究成果。除了寒热药性以外，对于升降浮沉药性的现代研究也在慢慢开展。升降浮沉是指药物作用于人体的不同趋向，在于说明药物在人体内的作用趋向性能。山东中医药大学的国家重点研发课题组从寒热药性的角度出发，证明了中药寒热药性的物质基础是中药成分，而对于升降浮沉药性的物质基础的研究尚处于起步阶段，这也是后续研究的一个方向。

参考文献

［1］郑文科，鄢丹，张晓朦，等．中医药重大科学问题和工程技术难题［J］．中医杂志，2019，60（12）：991-1000．

［2］黄璐琦．论中药药性理论的研究方向［J］．中药与临床，2011，2（2）：1-3．

［3］王振国，王鹏，欧阳兵．中药物质成分与寒热药性相关性研究的方法学框架［J］．浙江中医药大学学报，2009，33（5）：734-737．

［4］本期专题讨论：973项目《基于利水功效的中药药性理论研究》［J］．世界科学技术-中医药现代化，2015，17（3）：454．

［5］吴斌，杨丽萍，张天娥，等．热药疗寒的基因表达谱研究［J］．中国中药杂志，2006（11）：914-917．

［6］王振国，王鹏，李峰，等．中药四性理论现代研究回顾与展望［J］．山东中医药大学学报，2008（2）：94-97．

［7］高学敏．中药学（上）［M］．北京：人民卫生出版社，2000：46．

［8］夏元枢，魏国辉，王振国，等．中药寒热药性研究方法综述［J］．中华中医药杂志，2021，36（2）：990-992．

［9］曹灿，冯静，李玲玲，等．基于"以效识性"观点的中药药性再认识［J］．中华中医药杂志，2021，36（2）：648-653．

［10］Ma T, Tan C, Zhang H, et al. Bridging the gap between traditional Chinese medicine and systems biology: the connection of cold syndrome and NEI network［J］. Mol. BioSyst., 2010, 6（4）：613-619.

［11］杨波，王振国．植物类中药寒热药性与无机元素相关性研究［J］．

南京中医药大学学报，2011，27（2）：109-111.

[12] 王晓燕. 基于贝叶斯网络的中药寒热药性、药效及物质成分相关性的研究 [D]. 山东中医药大学，2014.

[13] 张新新. 基于多维多息指纹图谱的中药药性特征标记模式识别研究 [D]. 山东大学，2012.

[14] 谢欢欢，陈晨，王鹏. 基于科属分类下的中药物象-药性相关性研究概述 [J]. 中华中医药杂志，2017，32（8）：3620-3622.

[15] 李雨，李骁，薛付忠，等. 基于人工神经网络的中药药性判别研究 [J]. 山东大学学报：医学版，2011，49（1）：57-61.

[16] 刘文慧，李雨，纪玉佳，等. 偏最小二乘在中药药性判别中的应用 [J]. 山东大学学报：医学版，2012，50（1）：151-154.

[17] 张新新，李雨，纪玉佳，等. 主成分-线性判别分析在中药药性识别中的应用 [J]. 山东大学学报：医学版，2012，50（1）：143-146.

[18] 聂斌，郝竹林，桂宝，等. 基于随机森林的中药寒、热药性代谢组学判别方法研究 [J]. 江西中医药大学学报，2015，27（2）：82-86.

[19] Fu X, Mervin LH, Li X, et al. Mohamad Zobir S. Z., Zoufir A., Zhou Y., Song Y., Wang Z., Bender A. Toward understanding the cold, hot, and neutral nature of Chinese medicines using in silico mode-of-action analysis [J]. J. Chem. Inf. Model., 2017, 57（3）：468-483.

[20] 周正礼. 基于初生物质成分的寒热药性识别和偏最小二乘路径模型的建立 [D]. 山东中医药大学，2012.

[21] 王鹏，周洪雷，薛付忠，等. 60种植物类中药提取物的红外光谱分析及其与寒热药性相关性的模式识别评价研究 [J]. 光谱学与光谱分析，2014，34（1）：58-63.

[22] 李和光. 中药寒热药性物质基础紫外光谱指纹图谱数字化表征体系的构建 [D]. 山东中医药大学，2010.

[23] 王鹏，周洪雷，薛付忠，等. 基于高效毛细管电泳指纹数据的60种植物类中药寒热药性模式识别评价研究 [J]. 中药材，2013，36

(9): 1419-1424.

[24] 蒋海强, 吕青涛, 巩丽丽, 等. 基于顶空进样气质联用技术的中药寒热药性的模式识别研究 [J]. 时珍国医国药, 2013, 24 (6): 1525-1528.

[25] 容蓉, 邱丽丽, 吕青涛, 等. 高效液相色谱法优选四味中药的提取方法 [J]. 中成药, 2011, 33 (4): 699-702.

[26] 胡亚楠, 任颖龙, 曹佳, 等. 基于药理作用的组分中药药性预测研究 [J]. 中国中药杂志, 2014, 39 (13): 2382-2385.

[27] Li H, Xu Q, Zhang J, et al. Cold-hot Nature Distinguish of Traditional Chinese Medicinal Herbs by Discriminant Analysis of 1H-NMR Spectral Data [R]. 2017 International Conference on Medical Science and Human Health (MSHH 2017), China, 2017: 174-179.

[28] 张宁, 王思文, 王雅琪, 等. 细胞学方法评价苯甲醛类化合物寒热药性的构效关系 [J]. 中华中医药杂志, 2018, 33 (10): 4696-4699.

[29] Wang M, Li L, Yu C, et al. Classification of Mixtures of Chinese Herbal Medicines based on A Self-organizing Map (SOM) [J]. *Mol. Inform*, 2016: 35, 109-115.

[30] Long W, Liu P, Xiang J, et al. A Combination System for Prediction of Chinese Materia Medica Properties [J]. Comput. Methods Programs Biomed., 2011: 101, 253-264.

[31] 魏国辉, 张丰聪, 付先军, 等. 中药成分相似性量化建模及寒热药性预测分析 [J]. 数据分析与知识发现, 2020, 4 (5): 75-83.

[32] 刘文慧. 穷举建模策略用于中药药性特征标记的统计模式识别模型研究 [D]. 济南: 山东大学, 2012.

[33] Malar E, Kandaswamy A, Chakravarthy D, et al. A novel approach for detection and classification of mammographic microcalcifications using wavelet analysis and extreme learning machine [J]. Computers in Biology & Medicine, 2012, 42 (9): 898-905.

[34] Liu Y. Distance metric learning: a comprehensive survey [M].

Technical Report, Report No: UCB/CSD-02-1206, 2006.

[35] Xiang S, Nie F, Zhang C. Learning a Mahalanobis distance metric for data clustering and classification [J]. Pattern Recognition, 2008, 41 (12): 3600-3612.

[36] Yu J, Wang M, Tao D. Semisupervised multiview distance metric learning for cartoon synthesis [J]. IEEE Transactions on Image Processing, 2012, 21 (11): 4636-4648.

[37] Liu Y, Jin R, Mummert L, et al. A boosting framework for visuality-preserving distance metric learning and its application to medical image retrieval [J]. IEEE Transactions on Pattern Analysis & Machine Intelligence, 2008, 32 (1): 30-44.

[38] Weinberger KQ, Saul LK. Distance metric learning for large margin nearest neighbor classification [J]. Journal of Machine Learning Research, 2009, 10 (1): 207-244.

[39] Chan K. Progress in Traditional Chinese Medicine [J]. Trends in Pharmacological Sciences, 1995, 16 (6): 182-187.

[40] Ung CY, Li H, Cao ZW, et al. Are Herb-pairs of Traditional Chinese Medicine Distinguishable from Others? Pattern Analysis and Artificial Intelligence Classification Study of Traditionally Defined Herbal Properties [J]. Journal of Ethnopharmacology, 2007, 111 (2): 371-377.

[41] 欧阳兵, 王振国, 李峰, 等. 中药四性"性-效-物质三元论"假说及其论证 [J]. 山东中医药大学学报, 2008, 32 (3): 182-183.

[42] 魏国辉, 齐守良, 钱唯, 等. 基于相似性度量的肺结节图像检索算法 [J]. 东北大学学报: 自然科学版, 2018, 39 (9): 1226-1231.

[43] Xing EP, Ng AY, Jordan MI, et al. Distance metric learning with application to clustering with side-information [C]. In NIPS, 2002, 15: 505-512.

[44] Bar-Hillel A, Hertz T, Shental N, et al. Learning a Mahalanobis metric from equivalence constraints [J]. Journal of Machine Learning Research,

2005, 6 (6): 937-965.

[45] Davis JV, Kulis B, Jain P, et al. Information-theoretic metric learning [C]. The International Conference on Machine Learning, 2007: 209-216.

[46] Weinberger KQ, Saul LK. Distance metric learning for large margin nearest neighbor classification [J]. Journal of Machine Learning Research, 2009, 10 (1): 207-244.

[47] Ying Y, Li P. Distance metric learning with eigenvalue optimization [J]. Journal of Machine Learning Research, 2012, 13 (1): 1-26.

[48] Hoi C, Liu W, Chang S. Semi-supervised distance metric learning for collaborative image retrieval and clustering [J]. Acm Transactions on Multimedia Computing Communications & Applications, 2010, 6 (3): 18.

[49] Yu J, Tao D, Li J, et al. Semantic preserving distance metric learning and applications [J]. Information Sciences, 2014, 281: 674-686.

[50] Geerligs L, Can C, Henson RN. Functional Connectivity and Structural Covariance between Regions of Interest can be Measured more Accurately Using Multivariate Distance Correlation [J]. NeuroImage, 2016, 135: 16-31.

[51] Christensen JH, Mortensen J, Hansen AB, et al. Chromatographic Preprocessing of GC-MS Data for Analysis of Complex Chemical Mixtures [J]. Journal of Chromatography A, 2005, 1062: 113-123.

[52] Tourassi G, Harrawood B, Singh S, et al. Evaluation of information-theoretic similarity measures for content-based retrieval and detection of masses in mammograms [J]. Medical Physics, 2007, 34 (1): 140-150.

[53] Wei G, Ma H, Qian W, et al. Similarity measurement of lung masses for medical image retrieval using kernel based semisupervised distance metric [J]. Med. Phys., 2016, 43 (12): 6259-6269.

[54] Tao D, Li X, Wu X, et al. General tensor discriminant analysis and gabor features for gait recognition [J]. IEEE Transactions on Pattern Analysis &

Machine Intelligence, 2007, 29 (10): 1700-1715.

[55] Wei G, Cao H, Ma H, et al. Content-based Image Retrieval for Lung Nodule Classification Using Texture Features and Learned Distance Metric [J]. Journal of Medical Systems, 2018, 42: 13.

[56] Christensen JH, Mortensen J, Hansen AB, et al. Chromatographic Preprocessing of GC-MS Data for Analysis of Complex Chemical Mixtures [J]. Journal of Chromatography A, 2005, 1062 (1): 113-123.

[57] Wei G, Ma H, Qian W, et al. A Content-based Image Retrieval Scheme for Lung Nodule Classification [J]. Current Medical Imaging Reviews, 2017, 13: 210-216.

[58] Davis JV, Kulis B, Jain P, et al. Information-theoretic metric learning. In: Proc. of the International Conference on Machine Learning (Corvallis, Oregon, USA, 2007): 209-216.

[59] Wei G, Qi S, Qian W, et al. Image retrieval algorithm of pulmonary nodule based on similarity measurement [J]. J. Northeastern Univ. Natu. Sci., 2018, 39: 1226-1231.

[60] Liang F, Li L, Wang M, et al. J. Ethnopharmacol, 2013, 148: 770-779. DOI: 10.1016/j.jep.2013.04.055.

[61] Jin R, Zhang B, Liu X-Q, et al. Study of biological performance of Chinese materia medica with either a cold or hot property based on the three-element mathematical analysis model [J]. Journal of Chinese Integrative Medicine, 2011, 9: 715-724.

[62] Xiao X, Wang J, Zhao Y, et al. Thermodynamic outlook and practice of Chinese medicinal nature [J]. China Journal of Chinese Meteria Medica, 2010, 35: 207-2213.

[63] 苟微, 管冬元, 方肇勤, 等. 小檗碱等7味中药有效成分药性的检测 [J]. 时珍国医国药, 2011, 22 (11): 2717-2719.

[64] Cherkasov A, Muratov EN, Fourches D, et al. Tropsha, QSAR

modeling: where have you been? Where are you going to? [J]. Journal of Medicinal Chemistry, 2014, 57: 4977-5010.

[65] Oprisiu I, Novotarskyi S, Tetko IV. Modeling of non-additive mixture properties using the online chemical database and modeling environment (OCHEM) [J]. Journal of Cheminformatics, 2013, 5: 4-11.

[66] Zhang X. Research on pattern recognition for CHMP-Markers based on multi-dimensional mult i-data characteristic fingerprint [D]. Shandong University, 2012.

[67] Traditional Chinese medicines database, TCMdb2009, dataset available at http: //www. neotrident. com/newweb/Product_View. asp? CataID = 10&ProID = 63.

[68] Sander T, Freyss J, von Korff M, et al. DataWarrior: An open-source program for chemistry aware data visualization and analysis [J]. Journal of Chemical Information and Modeling, 2015, 55: 460-473.

[69] Dalal N, Triggs B. In histograms of oriented gradients for human detection, Computer Vision and Pattern Recognition [J]. IEEE Computer Society Conference, 2005, 1: 886-893.

[70] Huang GB, Zhu QY, Siew CK. Extreme learning machine: theory and applications [J]. Neurocomputing, 2006, 70: 489-501.

[71] 笔雪艳. 知母性昧的物质基础研究 [D]. 哈尔滨: 黑龙江中医药大学, 2014.

[72] 王蒙, 孙延平, 王知斌, 等. 中药性昧理论研究评析与展望 [J]. 中华中医药杂志, 2021, 36 (2): 625-628.

[73] 王春燕, 王鹏, 王振国. 中药四性理论的渊源及沿革 [J]. 浙江中医药大学学报, 2009, 33 (1): 8-10.

[74] 付先军, 王鹏, 王振国. 从中药"性-构关系"探索构建寒热药性成分要素表征体系的研究构想 [J]. 世界科学技术-中医药现代化, 2011, 13 (5): 919-924.

［75］王振国. 中药药性理论现代研究：问题、思路与方法［J］. 山东中医药大学学报, 2011, 35（3）：195-198.

［76］张永清, 王鹏, 纪玉佳, 等. 中药药性物质论［J］. 山东中医药大学学报, 2011, 35（4）：291-295.

［77］吴昌国. 本草宏观物象与中药性能功效关系的研究［J］. 中国中医基础医学杂志, 2009, 15（7）：534-535.

［78］谢欢欢, 陈晨, 王鹏. 唇形科中药物象与其寒热药性的相关性分析［J］. 云南中医学院学报, 2017, 40（3）：91-93.

［79］倪红梅, 徐燎宇. 中医理论与现代医学的链接——基因组学［J］. 中国中医基础医学杂志, 2002, 8（12）：16-18.

［80］于华芸, 王世军, 季旭明, 等. 基因芯片技术研究大黄"清热泻火解毒"作用机制［J］. 世界中西医结合杂志, 2010, 5（7）：572-575.

［81］于华芸. 热性、寒性中药对大鼠肝全基因表达谱影响的研究［D］. 济南：山东中医药大学, 2010.

［82］刘义飞, 胡志刚, 徐江, 等. 系统基因组学在中药研究中的应用［J］. 中国中药杂志, 2019, 44（5）：891-898.

［83］曾召琼, 易帆, 李萍, 等. 基因组学技术在中医药研究中的应用［J］. 国际检验医学杂志, 2018, 39（24）：3089-3092.

［84］陈平平, 张亚男, 王喆, 等. 基于蛋白组学方法研究黄芩对热证大鼠物质能量代谢的影响［J］. 中药药理与临床, 2018, 34（5）：90-96.

［85］杨玉娇, 王朋倩, 张淼, 等. 寒性与热性中药对小鼠棕色脂肪组织中产热调节蛋白 UCP1 基因和蛋白表达的影响［J］. 中华中医药杂志, 2019, 34（4）：1679-1681.

［86］王鹏. 中药四性理论构建及其现代研究方法学探讨［D］. 济南：山东中医药大学, 2008.

［87］钱文娟, 林丽丽, 汪受传, 等. 代谢组学在中医寒、热证型实质研究中的应用进展［J］. 世界科学技术-中医药现代化, 2018, 20（8）：1322-1328.

［88］刘树民，卢芳，董培良，等．基于代谢组学整体表征中药药性及性效关系［J］．云南中医学院学报，2009，32（6）：1-5.

［89］汪娜，柳长凤，刘树民，等．基于代谢组学研究黄芩对干酵母热证模型的影响及苦寒性效关系［J］．中草药，2013，44（18）：2556-2562.

［90］刘树民，李俊行，柳长凤，等．黄连解毒汤对健康人群尿液代谢物组的影响［J］．中西医结合学报，2011，9（1）：77-83.

［91］罗和古，陈家旭．代谢组学技术与中医证候的研究［J］．中国中医药信息杂志，2007（5）：3-5.

［92］冯帅，李峰，周正礼，等．氨基酸含量与寒热药性相关性的研究与统计分析［J］．中国实验方剂学杂志，2010，16（11）：91-95.

［93］霍梦琪，彭莎，任越，等．基于系统中药学的中药功效标志物发现与应用［J］．中国中药杂志，2020，45（14）：3245-3250.

［94］Tenenbaum J, Silva V, Langford J. A global geometric framework for nonlinear dimensionality reduction［J］. Science, 2000: 290.

［95］Gao J, Chen C. Discussion on scientific connotation of four natures of Chinese materia medica［J］. Acta Universitatis Traditionis Medicalis Sinensis Pharmacologiaeque Shanghai, 2007, 21（6）：16-18.

［96］徐国钧，胡俊铉，杨伟．有关中药气味归经理论的初步探讨［J］．南京药学院学报，1961（6）：92.

［97］蒋秋冬，杨文国，蔡皓，等．透皮促渗中药挥发油的化学成分与中药药性关联性研究［J］．中国中药杂志，2016，41（13）：2500-2505.

［98］毛超一．基于成分-药效关联的中药菊花质量标准与评价研究［D］．北京：中国中医科学院，2020.

［99］姜淼，吕爱平．基于药物生物效应的中药寒热属性分类研究策略［J］．中国中药杂志，2014，39（11）：2149-2152.

［100］王玥．中药寒热量化评价细胞平台的构建—寒药银对肿瘤细胞的抑制作用观察［D］．北京：北京中医药大学，2020.

［101］邵欣欣．基于文献与化学生物信息的中药"性—构"关系研究

［D］. 济南：山东中医药大学，2020.

　　［102］王跃溪，吕诚. 中药寒热药性研究进展概述［J］. 世界中西医结合杂志，2019，14（7）：889-893.

　　［103］韩森，吕爱平，李健，等. 网络药理学在中药药性理论研究中的应用概述［J］. 中国中医基础医学杂志，2019，25（1）：127-130.

　　［104］戴逸飞，霍海如，王朋倩，等. 基于系统药理模式挖掘中药寒热药性的关键靶标和疾病网络［J］. 中华中医药杂志，2018，33（2）：521-526.

　　［105］韩森，王佃勋，魏佩煌，等. 基于网络药理学方法的中药寒/热性药物特异性作用分子机制研究［J］. 辽宁中医杂志，2021，48（8）：186-189.

　　［106］邢小燕，赵艳玲，孔维军，等. 动物行为学在中药寒热药性研究中的思考与实践［J］. 中国中药杂志，2011，36（4）：519-524.

　　［107］杨波. 植物类中药寒热药性与化学成分相关性的文献研究［D］. 济南：山东中医药大学，2010.

　　［108］张学儒，赵艳玲，王伽伯，等. 基于小鼠温度趋向行为学表征的红参和西洋参寒热药性差异研究［J］. 中华医学杂志，2009（28）：1994-1998.

　　［109］韩森. 基于代谢组学与生物信息学技术探索中药寒热属性分类的分子机制［D］. 北京：北京中医药大学，2018.

　　［110］杨华杰，魏惠珍，吕尚，等. 基于化学模式识别和网络药理学的六味地黄丸中标志物的预测［J］. 中药新药与临床药理，2021，32（9）：1345-1352.

　　［111］肖小河，郭玉明，王伽伯，等. 基于传统功效的中药寒热药性研究策论［J］. 世界科学技术-中医药现代化，2013，15（1）：9-15.